100

TRUCS POUR BIEN MAIGRIR EN STIMULANT VOTRE MÉTABOLISME

100

TRUCS POUR BIEN MAIGRIR EN STIMULANT VOTRE MÉTABOLISME

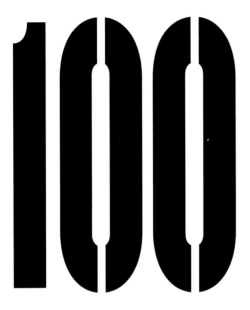

CYNTHIA PHILLIPS, PH.D., ET SHANA PRIWER
Consultant médical: Pierre Manfroy, M.D.

Traduit de l'anglais par Élisa-Line Montigny

Catalogage avant publication de Bibliothèque et Archives nationales du Québec et Bibliothèque et Archives Canada

Phillips, Cynthia, 1973-

100 trucs pour bien maigrir en stimulant votre métabolisme

Traduction de: 100 ways to supercharge your metabolism.

Comprend un index.

ISBN 978-2-89455-356-5

1. Perte de poids. 2. Métabolisme énergétique. I. Priwer, Shana. II. Titre. III. Titre: Cent trucs pour bien maigrir en stimulant votre métabolisme.

RM22.2.P4414 2010   613.2'5   C2010-941103-X

Nous reconnaissons l'aide financière du gouvernement du Canada par l'entremise du Programme d'Aide au Développement de l'Industrie de l'Édition (PADIÉ) ainsi que celle de la SODEC pour nos activités d'édition.

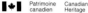 Patrimoine Canadian
canadien Heritage

 Canadä

Société
de développement
des entreprises
culturelles
Québec ■■

Gouvernement du Québec – Programme de crédit d'impôt pour l'édition de livres – Gestion SODEC

Publié originalement aux États-Unis, en 2009, par Fair Winds Press, un membre de Quayside Publishing Group, 100 Cummings Center, Suite 406-L, Beverly, MA 01915-6101.

© pour le texte Cynthia Phillips, Ph. D. et Shana Priwer 2009

Conception graphique: Fairwinds Press

Photographie: istockphoto.com : pages 17, 23, 25, 29, 31, 44, 48, 57, 61, 62, 65, 67, 71, 79, 83, 87, 89, 95, 101, 103, 105, 106, 111, 115, 120, 125, 129, 130, 139, 143, 147, 151, 162, 185, 189, 191, 195, 197, 199, 203, 213, 217, 219, 221, 231; Fotolia.com, pages 5, 26, 35, 37, 39, 75, 77, 85, 91, 99, 113, 123, 127, 133, 135, 155, 159, 161, 165, 167, 173, 177, 179, 183, 225; Jupiterimages.com, pages 13, 15, 18, 33, 43, 51, 119, 209, 211, 227.

© pour l'édition en langue française Guy Saint-Jean Éditeur Inc, 2009

Infographie: Olivier Lasser et Amélie Barrette

Conception de la couverture: Christiane Séguin

Traduction: Élisa-Line Montigny

Révision: Jeanne Lacroix

Dépôt légal — Bibliothèque et Archives nationales du Québec, Bibliothèque et Archives Canada, 2010

ISBN: 978-2-89455-356-5

Distribution et diffusion

Amérique: Prologue

France: De Borée

Belgique: La Caravelle S.A.

Suisse: Transat S.A.

Guy Saint -Jean Éditeur inc., 3154, boul. Industriel, Laval (Québec) Canada, H7L 4P7. 450 663-1777.

Courriel: info@saint-jeanediteur.com • Web: www.saint-jeanediteur.com

Guy Saint -Jean Éditeur France, 30-32, rue de Lappe, 75011 Paris, France. (9) 50 76 40 28. Courriel: gsj.editeur@free.fr

Imprimé en Chine

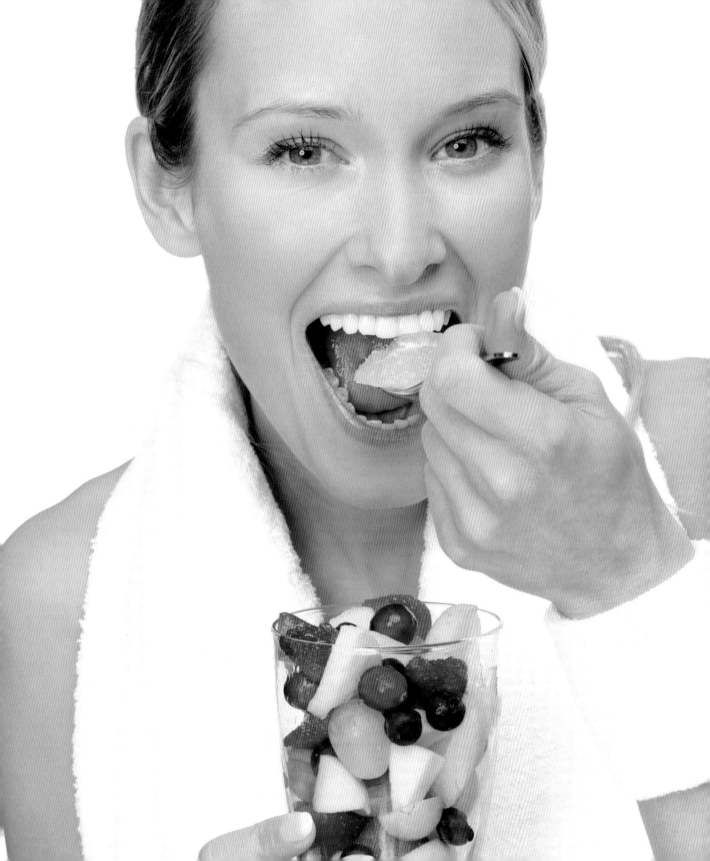

Table des matières

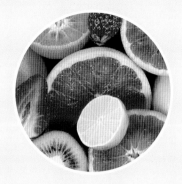
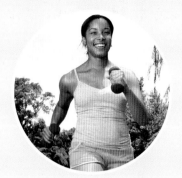
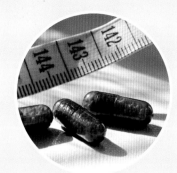

3ᴱ PARTIE

À la bonne vôtre! Des boissons salutaires
pour votre métabolisme 96

4ᴱ PARTIE

Les vitamines et minéraux: pour raviver
un métabolisme lent 108

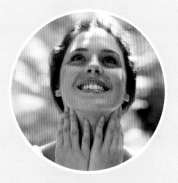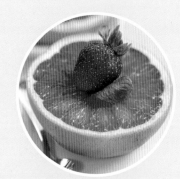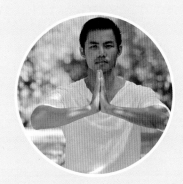

5^E PARTIE

Modifier son mode de vie: un métabolisme
plus élevé en deux temps trois mouvements . . 144

6^E PARTIE

Les éléments destructeurs du métabolisme:
lesquels éviter et pourquoi 170

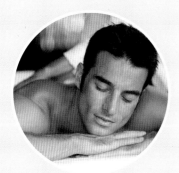
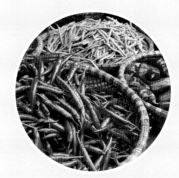
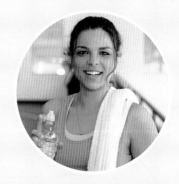

AVANT-PROPOS

Plusieurs de mes patients me consultent pour apprendre à gérer leur poids. Bien que les taux de réussite varient, règle générale, le scénario se déroule à peu près comme suit: je rencontre un patient pour la première fois; il est très motivé à l'idée de perdre du poids. Nous établissons un plan composé de petits changements durables (nous l'espérons) à son alimentation, son niveau d'activité et son mode de vie. Le patient est vivement engagé à suivre son plan.

Les semaines passent et la perte de poids se réalise. Le patient est heureux, a beaucoup d'énergie et entend continuer sur cette belle lancée. Plusieurs semaines plus tard, le patient a atteint ses objectifs et met fin à son programme, tout en promettant qu'il poursuivra ses efforts. Plusieurs mois plus tard – parfois lors du bilan de santé annuel –, nous sommes revenus à la case départ. Le patient a repris une partie ou tout le poids qu'il avait perdu, et même quelques kilos de plus, ce qui est frustrant pour tout le monde. Des études confirment ces observations: réussir à ne pas reprendre le poids perdu est une tâche très difficile.

Pourquoi? Plusieurs facteurs entrent en ligne de compte. La génétique joue un rôle déterminant; l'environnement a aussi une grande influence. Pour la personne qui tente de perdre du poids et dont la famille mange de la malbouffe, la tâche est plus ardue. La situation économique y est aussi pour quelque chose.

Le métabolisme est un élément clé de la perte de poids permanente.

Lorsque le corps est appelé à perdre du poids, il ralentit tout naturellement son métabolisme, et c'est là l'une des principales raisons pour lesquelles les gens ont du mal à maigrir. Ce phénomène est en fait un filet de sécurité évolutif contre la famine. À l'époque où la nourriture était moins abondante qu'elle ne l'est aujourd'hui, les humains passaient parfois des jours, voire des semaines sans manger. Le corps devait développer un système de défense. Lorsque nos ancêtres, à court de nourriture, ont commencé à perdre du poids, leur métabolisme a ralenti pour freiner cette perte. Notre corps n'est donc pas enclin à perdre du poids volontairement. En effet, votre taux métabolique basal (TMB), ou la vitesse à laquelle vous dépensez de l'énergie en ne faisant rien, est fondé largement sur votre poids. Plus vous êtes léger, plus votre TMB est faible. Au fur et à mesure que vous maigrissez, votre métabolisme baisse, ce qui rend la combustion des graisses plus ardue.

Comment pouvez-vous lutter contre cette tendance? Existe-t-il une façon de contrecarrer la réaction naturelle du corps et d'accélérer ses capacités à brûler des calories même lorsque vous perdez du poids? Dans le présent ouvrage, les auteures Cynthia Phillips, Ph. D., et Shana Priwer ont adopté une approche équilibrée et juste par rapport aux nombreux «stimulants métaboliques» existants. Démêler science et propagande n'est pas tâche facile. Il vous suffit de naviguer sur Internet pour trouver plusieurs produits qui affirment accélérer le métabolisme. Les

petites études mal conçues peuvent aisément passer pour des faits. Il existe par contre d'excellents sites Web qui peuvent aider le lecteur moyen à s'y retrouver, notamment le site Web de la clinique Mayo (www.mayoclinic.com) ainsi que celui du *Linus Pauling Institute* de recherche sur les micronutriments (http://lpi.oregonstate.edu/infocenter).

Cynthia Phillips et Shana Priwer dégagent les faits de la fiction sur les stimulants métaboliques. Les conseils offerts sont fondés sur des notions scientifiques, pas sur des allégations non corroborées; il en résulte une approche honnête face à un sujet qui porte parfois à confusion. Les lecteurs qui souhaitent perdre leurs kilos en trop une fois pour toutes, ou ceux qui souhaitent simplement vivre plus sainement, trouveront beaucoup

d'information très utile dans cet ouvrage. Vous y trouverez cent suggestions en tout, pour combler les besoins de tous.

Veillez à consulter votre médecin de famille avant de changer de façon radicale votre alimentation ou votre mode de vie, et tenez-vous au courant des recherches récentes à ce sujet. Je vous souhaite bonne chance dans vos efforts à intégrer les suggestions du livre à votre vie.

À votre santé!

— Dr Pierre Manfroy

INTRODUCTION
Apprenez à connaître votre métabolisme

Afin de saisir l'importance de stimuler votre métabolisme pour perdre du poids et vivre sainement, vous devez d'abord comprendre ce que «métabolisme» signifie. Dans le langage médical, «métabolisme» fait référence aux réactions chimiques essentielles au maintien de la vie. Ces réactions se produisent chez tous les organismes vivants et, curieusement, la série de réactions de base est semblable chez plusieurs espèces. Le mot «métabolisme» vient du mot grec *metabole* qui signifie «changement» – votre corps transforme les aliments en énergie. Les processus chimiques du métabolisme sont divisés en deux catégories. Dans la première, le *catabolisme*, les matières organiques, comme les aliments, sont fractionnées afin de fournir de l'énergie aux cellules. Les processus de la deuxième catégorie, l'*anabolisme*, utilisent cette énergie pour fabriquer d'importantes composantes cellulaires comme les acides nucléiques et les protéines. Le métabolisme emprunte certaines voies chimiques précises pour transformer une matière initiale en un produit fini.

Jaugez votre métabolisme

Le terme «taux métabolique» sert à décrire l'une des nombreuses mesures de l'activité métabolique. La mesure type est celle du *taux métabolique basal* (TMB). Votre TMB indique la quantité d'énergie requise par votre corps à l'état de repos complet. Il s'agit d'une mesure précise prise pendant un jeûne, dans une pièce à température neutre, en l'absence de mouvement et de tout stimulus. Alors que l'exercice et autres activités peuvent augmenter le métabolisme, l'âge et d'autres facteurs peuvent entraîner une baisse du TMB. Le métabolisme au repos (MR), une mesure moins précise inspirée du TMB, mesure votre métabolisme au repos dans des conditions moins rigoureuses que celles qui sont requises pour mesurer le TMB. En tout dernier, il y a le taux métabolique total (TMT), connu aussi sous le nom de dépense énergétique totale (DET). Votre DET est votre TMB, auquel s'ajoutent les calories que vous brûlez au cours d'une journée par l'ensemble de vos activités physiques, y compris l'énergie requise pour digérer vos aliments (ou *thermogenèse postprandiale*).

Ce livre vous expliquera comment stimuler tous ces taux métaboliques. Quelques-uns des 100 stimulants métaboliques visent à élever votre

TMB, principalement en accroissant votre masse musculaire – les muscles brûlent plus de calories que les autres tissus, même lorsqu'ils sont au repos. Les autres ont pour objet d'élever votre activité physique et, par conséquent, votre TMT/DET. D'autres sont conçus pour vous aider à tirer le maximum de la dépense calorique des aliments que vous consommez, haussant votre thermogenèse postprandiale et, conséquemment, votre TMT/DET.

Taux métabolique basal (TMB)

Bien que la notion de métabolisme puisse sembler abstraite, vous pouvez facilement calculer votre TMB. Lors de tests cliniques, des scientifiques ont installé la personne observée dans un environnement contrôlé d'où ils ont mesuré la quantité d'oxygène qu'elle utilisait et le dioxyde de carbone qu'elle émettait. Difficile à effectuer chez soi, le TMB peut être mesuré à partir de certaines informations de base. Le TMB tient compte du poids, de

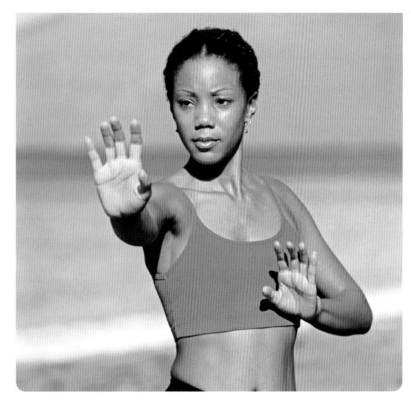

la taille, de l'âge et du sexe. Il y a donc deux formules: une pour les hommes et une pour les femmes. Une femme «moyenne» de trente-cinq ans, mesurant 168 cm (5' 6") et pesant 64 kg (140 lb) – a un TMB de 1 410. Dix ans plus tard, si son poids n'a pas

changé, elle aura un TMB de 1 363. Une femme «moyenne» – trente-cinq ans, mesurant 168 cm (5' 6") et pesant 91 kg (200 lb), a un TMB de 1 671. Le TMB d'un homme de trente-cinq ans mesurant 183 cm (6') et pesant 82 kg (180 lb) est de 1 864. Dix ans plus tard, son TMB aura chuté à 1 796. Gardez à l'esprit que le TMB ne tient pas compte du pourcentage de masse musculaire de la personne par rapport à sa masse grasse. Donc, ce ne sera pas un outil aussi utile pour l'athlète d'élite ayant un pourcentage très élevé de masse musculaire ou pour la personne très obèse dont la masse adipeuse est plus élevée que la normale. Il s'adresse plutôt à la personne se situant entre ces deux pôles.

13

FORMULES IMPÉRIALES
Homme
TMB = 66 + (6,23 x poids en lb) + (12,7 x taille en po) – (6,8 x âge)
Femme
TMB = 655 + (4,35 x poids en lb) + (4,7 x taille en po) – (4,7 x âge)

FORMULES MÉTRIQUES
Homme
TMB = 66 + (13,7 x poids en kg) + (5 x taille en cm) – (6,8 x âge)
Femme
TMB = 655 + (9,6 x poids en kg) + (1,8 x taille en cm) – (4,7 x âge)

Indice de masse corporelle (IMC)

Élaboré au XIXe siècle, l'IMC (indice de masse corporelle) n'a été largement adopté qu'à compter des années 1980. Il mesure le poids par rapport à la taille pour déterminer si votre poids est insuffisant, normal, ou si vous faites de l'embonpoint ou êtes obèse. Tel qu'illustré ci-contre, les formules diffèrent selon qu'il s'agit du système impérial ou métrique. Si vous utilisez le système impérial, multipliez votre poids en livres par 703, divisez le résultat par le carré de votre taille en pouces (po x po). Si vous pesez 140 lb (64 kg) et mesurez 5′ 6″ (168 cm), votre IMC est 140 x 703 (98 420) divisé par 66 x 66 (4 356); le résultat est 22,6, arrondi habituellement à 23. Si les mathématiques ne sont pas votre force, il existe bon nombre de calculateurs de l'IMC en ligne ou offerts par des professionnels de la santé.

Voici ce que signifie votre IMC:

L'IMC vous aide à déterminer votre poids corporel et à évaluer votre objectif de poids normal. Notez, cependant, que l'IMC ne tient pas compte du fait que la masse musculaire est plus lourde que la masse adipeuse. Par conséquent, certaines personnes qui ont une masse musculaire élevée et une masse grasse faible peuvent se classer erronément dans les catégories de l'embonpoint ou d'obésité sur le tableau de l'IMC. De même, l'IMC n'est peut-être pas valable pour les gens plus âgés dont la masse osseuse ou la masse musculaire a diminué. Ce n'est pas l'outil idéal pour évaluer les enfants pour qui les tendances en fait de taille et de poids constituent des indicateurs plus fiables de leur état de santé.

La perte de poids et le métabolisme

Lorsque vous saisissez comment votre IMC est calculé, il est facile de comprendre l'incidence de la perte de poids sur cet indice. Revenons à notre femme «moyenne» de trente-cinq ans, mesurant 168 cm (5′ 6″) et pesant 64 kg (140 lb). Elle a un TMB de 1 410. Si son poids augmente de 27 kg (60 lb), elle aura un TMB de 1 671. À 109 kg (240 lb), son TMB est de 1 845. Devons-nous conclure que la prise de poids est une façon légitime d'augmenter le métabolisme? Techniquement, oui.

Or, en pratique, la réponse est non. Ce nombre indique que ceux qui sont plus lourds ont besoin de plus de calories pour maintenir leur poids. N'oubliez pas que le TMB n'est que l'un des éléments qui composent l'ensemble de la dépense énergétique d'une seule journée. Perdre du poids peut réduire votre TMB, mais votre TMT (taux métabolique total) a probablement augmenté à la suite de vos activités supplémentaires et le mode de vie plus sain que vous avez adopté.

Jetons aussi un coup d'œil à l'IMC de notre sujet femme. Compte tenu de ses 109 kg (240 lb), son IMC s'établit à 39, ce qui la place dans la catégorie des personnes obèses. Même à 91 kg (200 lb), son IMC s'établit à 32, toujours dans la catégorie obésité. À 64 kg (140 lb), son IMC de 23 la classerait dans la catégorie «normale». Perdre du poids et augmenter le métabolisme sont deux activités interdépendantes. Perdre du poids entraîne une hausse du métabolisme parce qu'un métabolisme plus rapide permet de brûler plus de calories en une journée. Ajouter des tissus

FORMULES IMPÉRIALES
IMC = poids (lb) x 703/taille (po)^2

FORMULES MÉTRIQUES
IMC = poids (kg) x 703/taille (m)^2

FORMULES IMPÉRIALES	
18,5 ou moins	Poids insuffisant
18,5 à 24,9	Normal
25 à 29,9	Embonpoint
30 et plus	Obèse

musculaires plus actifs du point de vue métabolique accroît votre TMB. Les exercices aérobiques et anaérobiques brûlent aussi plus de calories, ce qui contribue à la perte de poids et à une hausse du TMR/DET.

Perdre du poids et augmenter son métabolisme est l'une des meilleures façons de réussir. Or, ce n'est pas toujours aussi simple. Souvenez-vous que la formule de base pour perdre du poids, une fois de plus, repose sur des chiffres: vous devez brûler plus de calories que vous n'en consommez. Or, plusieurs facteurs peuvent freiner votre progrès.

Les variations du taux métabolique

Le taux métabolique – comme la plupart des choses de la vie – n'est pas constant. Tout comme les taux d'hormones et d'autres produits chimiques dans le sang varient au cours d'une journée, il en va de même pour le taux métabolique. Un large éventail de facteurs peuvent l'influencer: le sexe, le poids, l'âge, la maladie, l'alimentation, la santé émotive, les gènes, le pourcentage de gras corporel, la température du corps, la forme physique et même la température ambiante. La plupart de ces facteurs continueront de changer au cours de votre vie.

En soi, le changement n'est pas nécessairement mauvais pour votre métabolisme; au contraire. Changer son programme d'exercice, par exemple, peut en fait stimuler le taux métabolique, sensible aux changements de la teneur en oxygène dans le sang. Or, les limites à l'intérieur desquelles ces facteurs peuvent varier ne sont peut-être pas hors de notre contrôle. Prenons le fait de vieillir: aucun être vivant n'y échappe. Plus vous avancez en âge, plus votre TMB baisse, résultat des changements subis par vos cellules et votre masse musculaire réduite; or, incorporer des exercices de résistance à votre programme d'entraînement peut compenser ce changement.

Le sexe est un autre facteur déterminant. Règle générale et à cause des différences hormonales, les hommes ont une masse musculaire plus importante et une masse adipeuse plus faible que les femmes; leur TMB est donc plus élevé. La génétique entre aussi en ligne de compte, certaines personnes étant nées avec un métabolisme plus rapide.

Les habitudes quotidiennes ont une incidence sur le métabolisme. Et il n'y a pas de doute que l'exercice, qui brûle des calories et accroît la masse musculaire, accélère le métabolisme. Toutes les formes d'exercice entraînent le métabolisme sur la bonne voie. Certaines

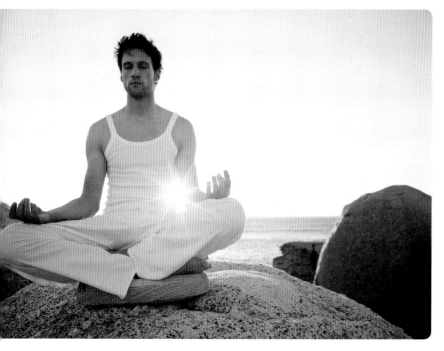

affections, plus cycliques, contribuent à sa fluctuation. Un mauvais rhume peut augmenter le taux métabolique: lorsque vous avez une fièvre, votre température corporelle augmente et votre taux métabolique aussi. De façon similaire, par temps froid, votre corps travaille plus fort à produire de la chaleur pour vous garder au chaud, ce qui entraîne une élévation du taux métabolique.

L'influence de l'humeur

La colère, la frustration, les tensions et même l'ennui peuvent nous pousser à manger, même si nous n'avons pas faim. La faim liée aux émotions se distingue nettement de la faim réelle. Elle survient rapidement (contrairement à la faim physiologique qui se manifeste plus lentement), et elle est souvent accompagnée d'un besoin impérieux de manger un ou plusieurs aliments précis. Elle se présente parfois lorsque vous venez à peine de finir de manger. Souvent, cette boulimie de compensation entraîne un sentiment de culpabilité ou de honte.

Une telle façon de s'alimenter sert parfois d'échappatoire. Certains aliments stimulent la sécrétion d'endorphines qui contribuent à notre sentiment de bien-être. Or, lorsque leur effet se dissipe, c'est le retour à la réalité et, dans bien des cas, manger devient la seule façon de gérer ses émotions.

Les répercussions métaboliques de ce type de comportement peuvent être désastreuses. Consommer plus de calories que vous n'en brûlez entraîne une prise de poids; les aliments «réconfortants» riches en gras et en sucre favorisent le stockage de gras. Plus votre excès de poids est élevé, plus vous risquez de vous sentir léthargique. Ayant moins d'énergie pour vous entraîner et stimuler votre métabolisme, vous vous dirigez tout droit vers un métabolisme plus lent.

Les émotions peuvent aussi entraîner des changements hormonaux qui altèrent le taux métabolique. L'adrénaline, par exemple, est sécrétée lorsqu'une situation de «combat ou de fuite» se présente, et achemine plus de sang aux muscles afin qu'ils puissent s'exécuter rapidement. Cette réaction peut aussi, par ricochet, nuire au taux métabolique.

La dure réalité de la combustion des graisses

Plusieurs d'entre nous mangent pour des raisons sociales, émotives ou autres. Nous mangeons pour partager notre sentiment de bien-être ou pour cacher nos problèmes. Nos raisons ont peut-être très peu à voir avec la raison «naturelle»: fournir à notre corps le carburant qu'il lui faut pour générer de l'énergie. Malheureusement, en fournissant à notre corps plus de

carburant qu'il n'en faut, le surplus risque de se transformer en graisse.

Le corps humain est composé de différents types de gras. Composés d'acides gras et combinés au glycérol, les triglycérides se retrouvent dans le système sanguin et sont l'un des principaux modes de transport des graisses vers les différentes parties du corps. Le cholestérol, du point de vue structurel, est similaire aux triglycérides, mais n'a pas les mêmes fonctions. Il est essentiel à la fabrication des membranes cellulaires et aide à la production d'acides et d'hormones. Il joue donc un rôle primordial dans l'efficacité de votre métabolisme.

Le cholestérol est transporté à travers le système sanguin par deux types de lipoprotéines: le cholestérol LBD (lipoprotéines de basse densité) – le «mauvais» cholestérol car il bloque les artères; et le cholestérol LHD (lipoprotéines de haute densité), qui aide à éliminer le LBD et donc qualifié de «bon» cholestérol. Comme tous les gras, les triglycérides et le cholestérol LBD doivent être maintenus à l'intérieur de certaines limites.

Lorsque le corps a besoin d'énergie, les triglycérides sont transformés chimiquement et les composantes sont

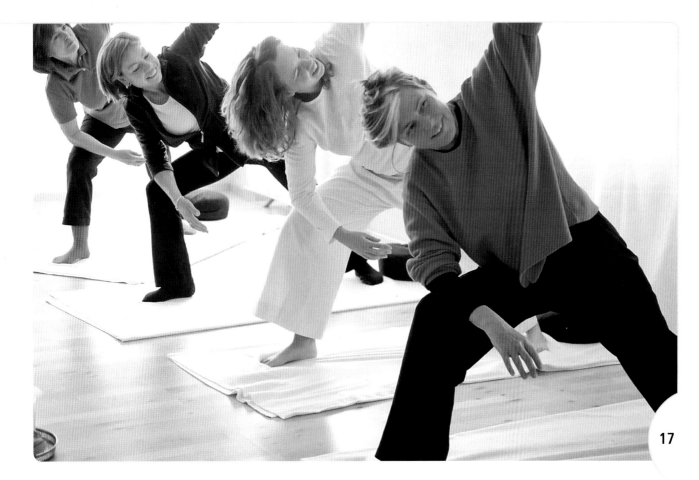

converties en liaisons de phosphate riches en énergie qui en libèrent pour d'autres fonctions cellulaires. Le dioxyde de carbone – l'un des déchets métaboliques – est expiré par les poumons, et l'hydrogène se joint à l'oxygène pour créer de l'eau, qui est éliminée du corps par la transpiration et la miction.

Or, les calories consommées en trop peuvent être converties en graisses. Les personnes dont le corps présente une abondance de tissus adipeux ont souvent un taux élevé de triglycérides. Un exposé de synthèse de 2006 de la revue *Current Opinions in Cardiology* précise qu'une concentration sanguine de triglycérides plus élevée que la moyenne est associée à une condition connue sous le nom de «syndrome métabolique». Ce terme fait référence à un groupe d'affections dont l'hypertension, l'hyperglycémie et un taux faible de cholestérol LBD. Une personne qui présente ces affections est davantage à risque de souffrir d'un diabète, d'un AVC et d'une maladie du cœur.

Le métabolisme, les graisses et les muscles

Notre corps a besoin de gras, mais en quantité acceptable. Le gras, les glucides et les protéines sont les composantes de base du corps. Chacune d'elles répond à des besoins précis. Par exemple, un entraînement à intensité élevée exige habituellement des glucides, tandis que le gras est la principale source d'un entraînement d'endurance.

Peu importe la source du carburant, le corps humain brûle des calories que vous vous entraîniez ou non. Une personne de poids moyen brûle environ une calorie par minute simplement en étant assise et en respirant, soit environ 1 400 calories

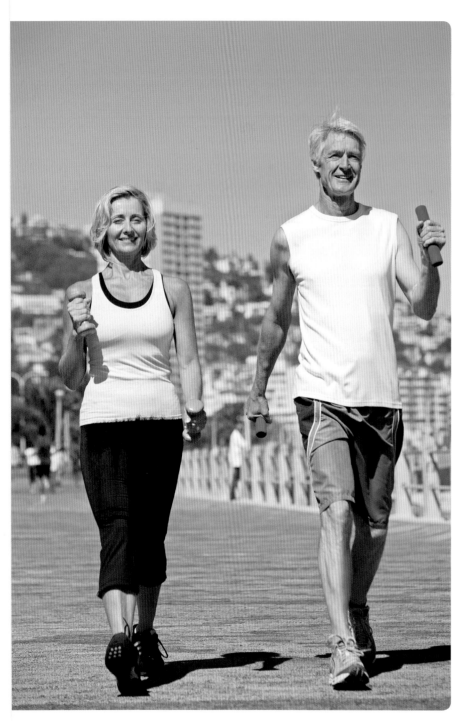

par jour. Les gens plus actifs brûleront tout naturellement plus de calories.

Les graisses et le taux métabolique sont intimement liés. Le métabolisme sert, entre autres, à transformer les aliments en énergie, utilisée immédiatement ou stockée sous forme de graisse. Un métabolisme élevé brûle plus de calories et stocke moins de graisses, un métabolisme lent fait le contraire.

Les muscles sont des tissus «métaboliquement actifs» parce qu'ils exigent plus de votre métabolisme que les graisses et brûlent davantage de calories. Prenons deux personnes qui ont le même poids: la personne A présente un taux de gras élevé alors que la personne B a une masse corporelle plus maigre (plus de muscles). Le métabolisme de la personne A sera – en l'absence d'autres facteurs atténuants – plus faible que celui de la personne B.

Vous vous en doutez sûrement, l'exercice et la musculation sont deux des meilleurs moyens de diminuer la taille des cellules adipeuses de votre corps. L'alimentation est une autre approche intéressante. Pour augmenter son TMB, il faut brûler ses graisses et augmenter sa masse musculaire. Bon nombre des points soulevés dans le livre visent ces objectifs. Or, il n'existe aucune solution miracle pour brûler des graisses. Oubliez la pilule à avaler ou la crème avec laquelle vous badigeonner. La maîtrise de soi, l'aérobie, la musculation et une bonne alimentation sont les éléments clés pour brûler les graisses et élever le métabolisme.

Fixez-vous un but et ayez une attitude positive

Nous avons tous tendance à nous comparer à d'autres, surtout aux vedettes de la télé et du cinéma qui présentent souvent une image «idéale» du corps; il est peu probable que nous parvenions à cet idéal. Il est cependant indispensable d'avoir des buts précis afin de visualiser le résultat souhaité: vous imaginer en santé et en confiance améliore infiniment votre capacité à réaliser votre vision.

Le nombre qui s'affiche sur le pèse-personne peut avoir une influence sur votre estime de vous-même, où vous vous classez sur le tableau de l'obésité et les quantités que vous vous permettez de manger. En abordant le métabolisme, nous avons présenté plusieurs chiffres et formules numériques. Or, se fier uniquement aux chiffres peut être risqué parce que tous les corps sont différents et ils réagissent tous différemment. Il n'existe pas une seule approche pouvant augmenter le taux métabolique en permanence.

Il incombe à chaque personne d'élaborer son propre plan pour élever son métabolisme, perdre du poids, ou pour devenir en meilleure santé et plus heureux. Tirez parti de l'information présentée dans cet ouvrage. Choisissez des méthodes efficaces pour vous. Fixez-vous un but réaliste et des moyens sur mesure de l'atteindre. Vous optimiserez vos chances de réussite.

Une combinaison de stratégies

L'alimentation, l'exercice et la maîtrise de soi sont les trois principaux facteurs pour augmenter le métabolisme. Satisfaire à une seule des trois exigences à l'exclusion des deux autres n'entraînera pas des changements permanents. Activer le métabolisme et le maintenir ainsi pour la vie nécessite une approche combinée car cela implique plusieurs systèmes du corps. Le cœur et les poumons, sont sollicités, ainsi que le système endocrinien, le tube digestif, et tout ce qui existe entre tous ces éléments... sans oublier le plus important de tous: le cerveau.

Les rubriques de ce livre suggèrent des techniques, des moyens et des thérapies précises pour perdre du poids et accélérer le métabolisme.

Choisissez celles qui vous conviennent.

Cet ouvrage n'est pas un «livre de régime». Les méthodes et les approches qui y sont décrites ne sont pas des formules, des prescriptions, des recettes ou des directives à suivre à la lettre avant de les abandonner lorsque vos objectifs sont atteints. Maintenir un métabolisme parfaitement ajusté est un projet de toute une vie et le présent ouvrage prône la mise en place d'habitudes de vie saines et permanentes. Pour changer vos habitudes et vos anciennes façons de penser, vous devrez probablement répéter les mêmes choses, jusqu'à ce qu'elles soient parfaitement intégrées.

19

Pour conclure, aucune partie de l'information fournie dans ce livre ne peut remplacer la consultation, le diagnostic et le traitement suggéré par un professionnel de la santé. Les trucs présentés n'ont pas pour but non plus de diagnostiquer ou traiter une maladie quelconque. Ne tentez jamais de poser votre propre diagnostic. À cette fin, consultez plutôt votre médecin, des spécialistes, et les membres d'une équipe médicale.

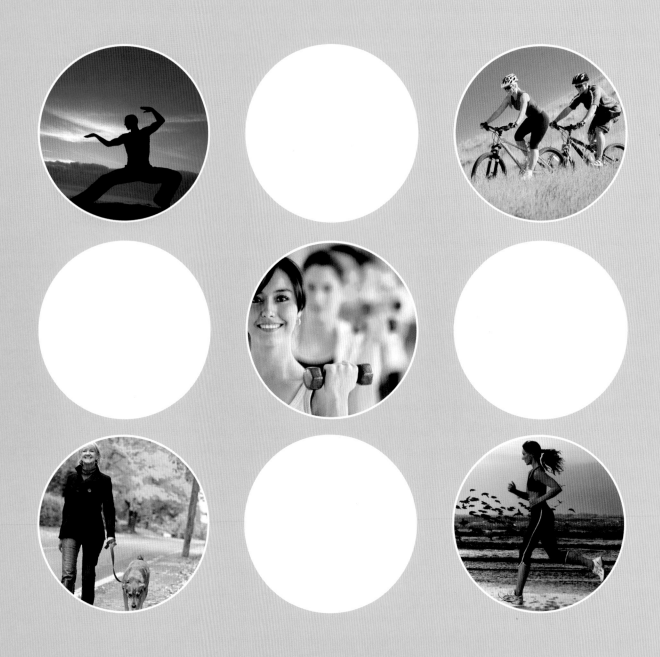

1RE PARTIE

Passez à l'action! L'entraînement musculaire, les exercices de souplesse et aérobiques pour accélérer le métabolisme

Stimulez votre métabolisme par des étirements

Faites souvent des étirements, surtout si vous n'avez pas le temps de faire un entraînement complet. Selon une étude de 2001 publiée dans le *Scandinavian Journal of Medicine & Science in Sports*, des étirements modérés peuvent améliorer votre force globale. Bonne nouvelle pour ceux qui désirent accroître leur masse musculaire, ce qui accélère naturellement le métabolisme.

On peut brûler 122 calories en 45 minutes d'étirements, soit un total de 44 530 calories, ou environ 6 kg (13 lb) en une année. Ça peut sembler peu, mais les étirements stimulent votre corps et favorisent la circulation, ce qui, en revanche, accélère votre métabolisme. Les étirements font affluer le sang vers vos muscles et augmentent la production d'énergie.

S'étirer aide chacune des composantes d'un même muscle à s'harmoniser avec tous les muscles environnants, et en améliore le rendement global. Les gens plus âgés qui désirent conserver leur masse musculaire et favoriser la santé de leur métabolisme en tirent beaucoup de bienfaits. Un article paru en 2003 dans *The Journals of Gerontology*, laisse entendre que les exercices d'étirement aident à ralentir le processus de perte musculaire lié au vieillissement, augmentent le rythme de la synthèse muscle/protéine, et améliorent la force musculaire des personnes âgées.

Étirez-vous pendant la journée

Agrémentez votre journée de travail en prenant à intervalles réguliers une pause pour effectuer des étirements simples. Quelques minutes plusieurs fois par jour vous aideront à stimuler votre système et à accélérer votre métabolisme.

Des étirements rapides et faciles à faire à partir de votre chaise et AVEC votre chaise, sans plus, feront toute la différence. Étirez le haut de votre dos en joignant les doigts de vos mains et en étirant vos bras devant vous. Relaxez vos épaules et étirez votre cou en inclinant lentement votre tête vers la droite et ensuite vers la gauche. Étirez vos biceps en tenant vos bras à un angle de 90 degrés, les paumes devant vous. Faites une rotation lente de vos bras de façon à ce que vos paumes soient tournées vers le sol. Étirez vos triceps en tenant vos bras en ligne droite au-dessus de votre tête et en joignant les doigts de vos mains. Pliez vos bras de manière à ce que vos mains se retrouvent derrière votre tête. Remontez vos bras jusqu'à ce qu'ils soient à nouveau au-dessus de votre tête (intensifiez cet étirement en tenant un poids léger, comme une bouteille d'eau, dans chaque main.)

Des façons faciles de faire travailler les jambes

Voici un exercice facile pour étirer vos mollets. Il suffit d'un mur contre lequel vous appuyer. Tenez-vous à environ 45 cm (18 po) du mur et appuyez-y les paumes de vos mains, les bras bien droits. Glissez votre pied droit vers l'arrière d'environ 45 cm (18 po). Pliez votre genou gauche et pliez le corps vers l'avant jusqu'à ce que vous sentiez un léger étirement dans le muscle du mollet. Relâchez; répétez avec la jambe droite.

Si vous avez de l'espace, faites quelques étirements au sol. Pour étirer vos hanches, allongez-vous sur le dos et ramenez votre genou droit vers votre poitrine. Maintenez votre genou en place avec votre main gauche et déplacez-le légèrement vers la gauche, jusqu'à ce que vous sentiez un léger étirement. Répétez avec la jambe gauche.

Étirez vos quadriceps en vous allongeant sur le côté gauche, la jambe gauche légèrement fléchie. Ramenez lentement votre jambe droite vers l'arrière jusqu'à ce que votre cheville approche de

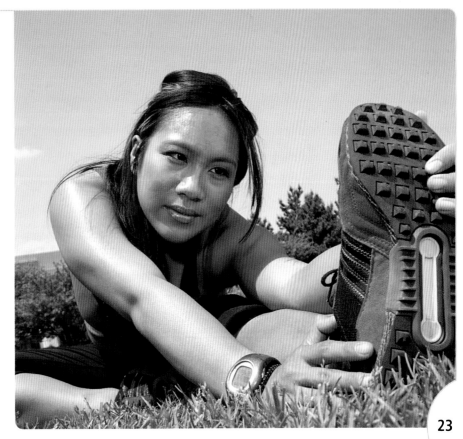

vos fesses. Maintenez cette position quelques moments avant de relâcher et de répéter avec la jambe gauche.

Soyez à l'écoute de votre corps

Maintenez la position jusqu'à ce que vous sentiez une légère tension dans le muscle qui se fait étirer. S'il y a de la douleur, le muscle a probablement été trop étiré et pendant trop longtemps. La prochaine fois, faites plus attention à ce groupe musculaire. Si vos muscles sont très souples et que vous ne sentez

rien, tenez la position pendant 30 à 60 secondes. Étirez-vous doucement et sans rien brusquer. Commencez lentement et augmentez graduellement la durée et le nombre d'étirements. Effectuées de façon sécuritaire, les pauses étirements sont une façon relaxante de brûler des calories, tout en stimulant le métabolisme.

2

Perdez des kilos grâce à de la musculation à intensité élevée

Si vous disposez de peu de temps mais voulez accroître votre masse musculaire, la musculation est peut-être la meilleure approche. Une étude de 1994 rapportée dans la revue *Metabolism* a conclu que les entraînements de haute intensité brûlaient beaucoup plus de graisses que les entraînements à intensité normale.

L'entraînement de haute intensité implique un travail plus intense (▶3), mais moins fréquent, soit deux ou trois séances par semaine. Il s'agit d'effectuer moins de répétitions, mais avec des poids plus lourds. Une séance de musculation typique peut durer une heure ou plus, tandis que la musculation à haute intensité dure beaucoup moins longtemps. Les haltérophiles prennent souvent des pauses pouvant aller jusqu'à cinq minutes entre chaque série, alors que dans le cas de la musculation à haute intensité, la personne passe tout de suite à un autre exercice pour faire travailler un autre groupe musculaire. Ce niveau plus élevé de force et d'activité comporte de grands bienfaits. Bien que vous consacriez moins de temps à votre entraînement, votre métabolisme est stimulé même après votre séance, compte tenu de votre masse musculaire accrue.

Plus de muscles, moins de graisses

La musculation permet de brûler des calories mais, de façon plus importante, d'accroître la masse musculaire. Le fait de combiner la musculation à des mouvements plus rapides, à un rythme accéléré, vous fait bénéficier d'un entraînement cardiovasculaire qui permet de brûler des graisses parce que votre rythme cardiaque est maintenu élevé.

Selon un article sur le site Web de l'ancien Monsieur Univers, Mike Mentzer: «L'apport le plus important de l'exercice à un programme de perte de graisses est le fait de maintenir les tissus musculaires pendant que fondent les graisses. La musculation est la seule méthode fiable du maintien des tissus musculaires.»

Afin de brûler 3 500 calories de plus par semaine – soit 450 g (1 lb) de graisse –, il faut moins d'une heure de musculation par semaine. Voilà tout un stimulant métabolique en comparaison du peu de temps que l'entraînement exige.

Épuisez vos muscles
pour gagner en force

Pendant une séance de musculation, maintenez un niveau élevé d'activité, et visez à accroître les poids que vous soulevez, ne serait-ce qu'un tout petit peu, à chaque séance. En maximisant vos séries, vous brûlerez plus de calories et renforcerez plus de groupes musculaires, ce qui, dans les deux cas, peut aider à accélérer votre métabolisme.

Pour éviter les blessures et les courbatures, assurez-vous d'être assez en forme avant de soulever des poids. Si vous vous interrogez, demandez conseil à votre médecin et obtenez son accord avant de commencer. D'ailleurs, quelques sessions en compagnie d'un entraîneur personnel peuvent être étonnamment utiles si vous n'avez aucune expérience en la matière.

Assurez-vous d'effectuer un mouvement coulant et continu. Si vous devez vous reposer trop longtemps entre chaque série, passez à un poids moins lourd pour maintenir un rythme constant. Le but de la musculation à intensité élevée est d'épuiser vos muscles, en autant que vous en soyez capable physiquement. Une séance d'entraînement à haute intensité prend fin lorsque votre corps vous fait sentir qu'il est temps d'arrêter, et non pas lorsque l'horloge vous signifie qu'il est temps de partir.

La musculation à haute intensité ne convient peut-être pas à votre morphologie, à votre horaire ou à vos autres objectifs de condition physique, mais les bienfaits métaboliques qu'elle comporte valent peut-être la peine d'en faire l'essai.

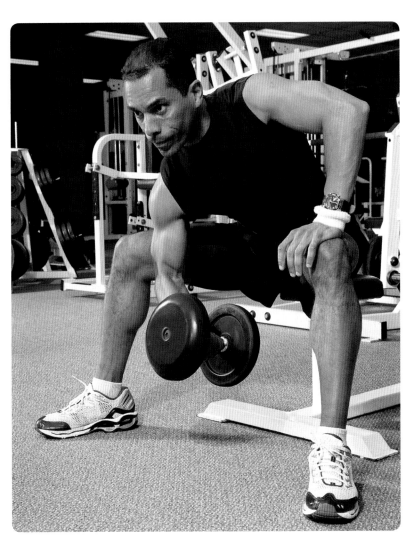

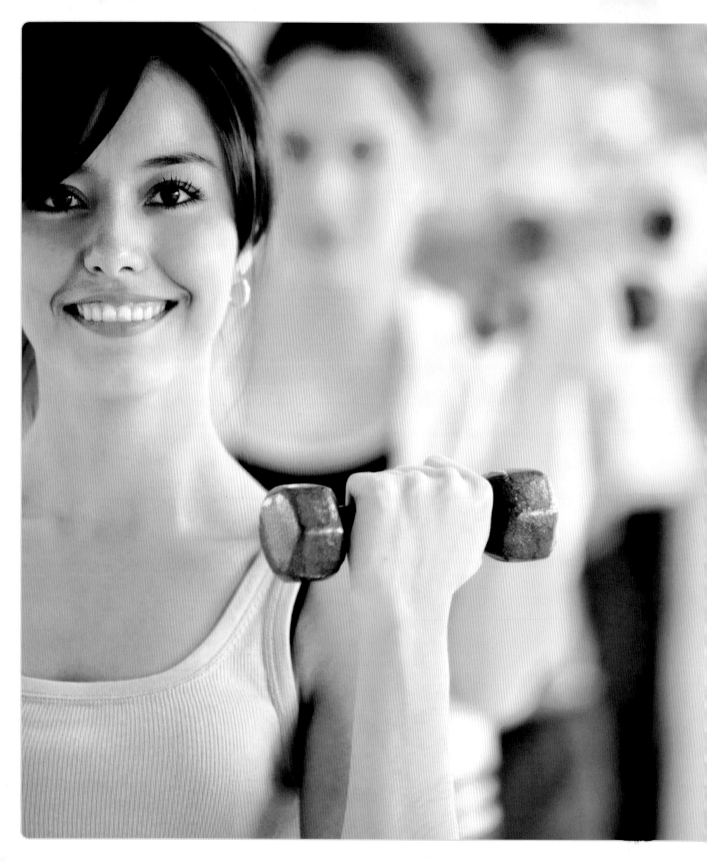

3 Augmentez lentement votre masse musculaire par la musculation de faible intensité

Une étude publiée en 2006 dans le *Scandinavian Journal of Medicine & Science in Sports* a démontré que l'entraînement de faible intensité améliorait les profils lipidiques (graisses) et la forme métabolique.

Connu aussi sous le nom d'«entraînement en résistance de faible intensité», ce type de musculation utilise une approche presque entièrement à l'opposé de l'entraînement d'intensité élevée. Là où l'entraînement d'intensité élevée implique des charges plus lourdes, moins de répétitions, et un rythme rapide, l'entraînement de faible intensité, lui, implique un nombre accru de soulèvements (entre 10 et 15) avec des poids plus légers, sans que vous vous sentiez épuisé à la fin de vos séries. Lorsque vous êtes capable d'effectuer toutes vos répétitions

aisément, vous augmentez la charge pour mettre à nouveau vos muscles au défi. L'entraînement de faible intensité fait appel à une variété d'haltères et d'appareils destinés aux différents groupes musculaires. Bon nombre de gens choisissent de faire travailler leurs bras un jour et leurs jambes le lendemain. Consultez un entraîneur personnel pour déterminer vos propres limites et vos objectifs.

Brûlez plus de calories, en toute sécurité

Bien que le travail de musculation d'intensité élevée puisse donner le meilleur rendement, bien des gens trouvent que l'approche «il faut souffrir pour être beau/belle» est autodestructrice, même dangereuse. Par exemple, une étude de 2002 de l'Université de Floride fait valoir que les adultes plus

âgés tirent d'importants bienfaits d'un entraînement de faible intensité.

Réduire les graisses et accroître la masse musculaire est essentiel pour accélérer le métabolisme, et l'entraînement de faible intensité peut brûler un pourcentage plus élevé de calories issues des graisses que l'entraînement d'intensité élevée. Or, comme le souligne Jeremy Gentles, l'expert en santé et de la condition physique de ObesityHelp, le nombre de calories brûlées est plus important que le pourcentage des calories tirées des gras. Donc, afin d'optimiser la capacité de brûler les graisses d'une plus grande masse musculaire, des experts suggèrent d'augmenter progressivement vos poids, même si vous demeurez bien en deçà de votre niveau d'effort.

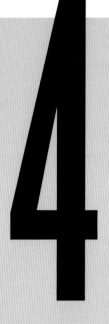

4 Brûlez plus de calories en multipliant le nombre de séries

Que vous optiez pour de la musculation à intensité élevée ou faible (▶ **2, 3**), vous brûlerez plus de calories si vous effectuez plus de séries. Une «série» est le nombre de répétitions que vous effectuez – entre deux et vingt – avant de faire une pause. Une répétition est le fait de pousser, tirer ou de déplacer un poids à l'intérieur d'un certain rayon, pour un exercice donné.

Des études, telle que celle d'un article publié en 2008 dans la revue *Obesity*, confirment que lorsque vous êtes en mode perte de poids, soulever des poids aide à conserver la masse musculaire. Or, les meilleures méthodes de musculation à utiliser sèment la controverse. La musculation, à intensité élevée ou faible, présente deux points de vue différents de la philosophie qui sous-tend la musculation, et les deux sont composés d'éléments positifs et négatifs.

Si vous êtes un débutant, tenez compte des recommandations publiées en 1995 par l'American College of Sports Medicine, soit d'effectuer entre une et trois séries d'environ dix répétitions par exercice; un article paru en 2003 dans la revue *Medicine & Science in Sports & Exercise* appuie cette recommandation. Comme ligne directrice générale, utilisez des poids assez légers pour que vous puissiez effectuer le nombre de répétitions voulues, tout en mettant tout de même vos muscles à l'épreuve.

Augmenter le poids et multiplier les séries permet de brûler plus de calories

Après vous être familiarisé avec la musculation et lorsque vos muscles n'ont plus de défi à relever – vous le saurez par l'absence de douleur ou de la sensation de «brûlure» après avoir fait vos séries –, vous pouvez graduellement augmenter le poids de vos haltères. Ceci vous aidera à accroître votre masse musculaire, ayant pour effet d'accélérer davantage votre métabolisme.

Une personne de 73 kg (160 lb) brûlera environ 215 calories pendant une séance de 30 minutes de musculation de faible intensité et 375 calories si elle s'entraîne à intensité élevée. Or, cette dernière ne convient pas à tout le monde, et la musculation de faible intensité brûle

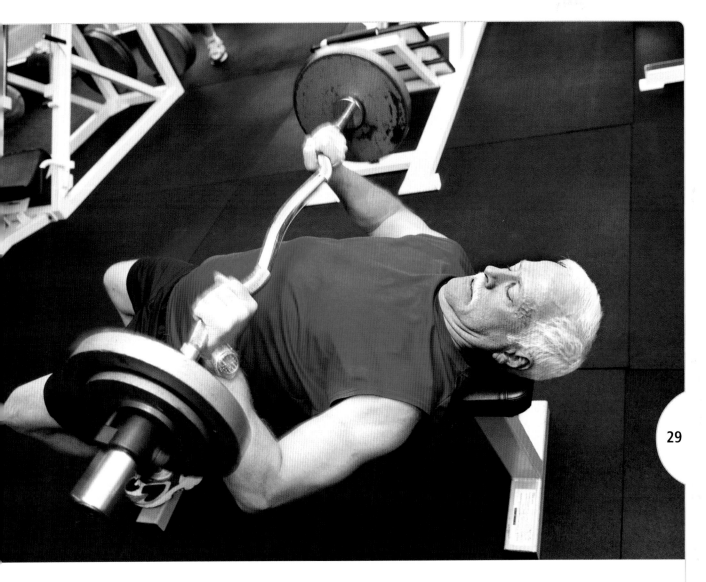

des calories, accroît la masse musculaire et stimule le métabolisme. Quelle que soit la méthode que vous utilisiez, un nombre plus élevé de répétitions et de séries brûle plus de calories.

Lorsque vous faites de la musculation, accordez-vous un repos de 48 heures entre les séances d'entraînement des mêmes muscles – c'est le temps dont vos muscles ont besoin pour récupérer et se reconstituer. Soyez toujours à l'écoute de votre corps. Si un poids vous semble trop lourd, ou qu'un muscle, un tissu, un ligament, ou une autre partie de votre corps fait mal pendant le mouvement, cessez-le immédiatement.

5

Brûlez les graisses par l'entraînement cardiovasculaire

L'entraînement cardiovasculaire, lorsqu'il est effectué à un degré d'intensité moyenne, fait augmenter votre fréquence cardiaque entre 65 et 85 % de votre maximum. C'est une façon éprouvée de brûler des graisses, surtout lorsqu'il est combiné à de la musculation (▶ 2, 3). Course, escalier, saut à la corde, ski de fond et marche rapide en sont des exemples. Si vos articulations sont douloureuses, essayez un appareil elliptique, qui élimine la majeure partie de l'impact. La bicyclette exige habituellement moins de calories que la course, mais c'est un excellent entraînement. La natation brûle beaucoup de calories lorsqu'une certaine vitesse est maintenue. L'aviron, ou une machine à ramer, est un exercice à faible impact qui peut ne pas convenir à ceux qui ont des douleurs aux épaules, aux coudes ou dans le bas du dos.

Tirez le maximum de votre entraînement

La plupart des moniteurs de fréquence cardiaque et les indicateurs des appareils de cardio affichent une zone «combustion des gras», soit environ 60 à 70 % de votre fréquence cardiaque maximale. Bien que des études prétendent qu'à l'intérieur de ces pourcentages, les gras brûlent efficacement, des notions de physique et de chimie de base nous confirment que vous en brûlerez davantage si vous travaillez entre 80 et 85 % de votre fréquence cardiaque maximale. Une femme de 59 kg (130 lb), par exemple, brûlera environ cinq calories à la minute à une fréquence cardiaque de 65 % de son maximum, mais en brûlera sept par minute si sa fréquence atteint 85 % de son maximum. En trente minutes, elle

brûlera 73 et 82 calories, respectivement. Or, un entraînement de faible intensité permettra à cette même femme de brûler 50 % de ces calories à partir de gras, comparativement à moins de 40 % si elle travaille à une intensité plus élevée.

Faites durer vos séances. Lors des quinze premières minutes (selon l'intensité de l'effort), le glycogène fournit la majeure partie de l'énergie. Lorsque le stock de glycogène est réduit, ce sont les réserves de gras qui fournissent l'énergie. En plus de faire travailler vos muscles et de brûler des calories, votre corps diminue aussi ses réserves de gras. Vous entraîner pendant au moins 30 minutes vous assure de brûler à la fois du glycogène et du gras. De plus, étant donné que vos réserves musculaires de glycogène sont plus faibles après une nuit de sommeil qu'après un repas, certains experts croient que s'entraîner à la première heure le matin est plus efficace pour accélérer le métabolisme que s'entraîner en fin de journée (▶ **63**). S'entraîner à toute heure du jour, cependant, accélérera votre métabolisme lors de l'entraînement et pendant une heure ou deux par la suite.

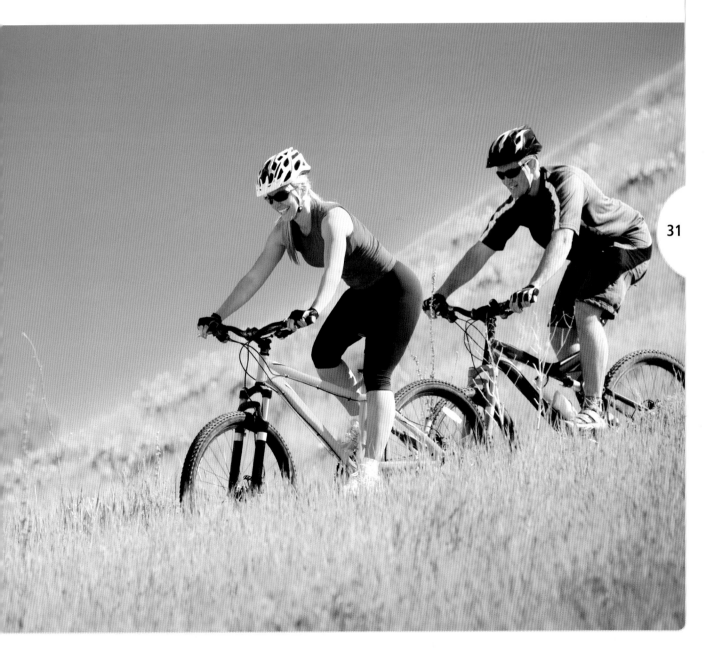

6

Accélérez votre perte de poids par l'entraînement cardio avec des haltères

Ajoutez des poids à votre corps pendant un entraînement pour stimuler votre métabolisme et obtenir un exercice cardio de durée plus courte. Des études illustrent que les vêtements lestés, par exemple, peuvent améliorer la capacité musculaire. Un article paru en 1980 dans *Track and Field Quarterly Review* démontre des gains importants en fait de puissance et d'habileté dans le cadre d'un entraînement avec une veste lestée et des poids aux chevilles.

L'exercice avec poids combine le cardio et la musculation

Lorsque vous choisissez ce type d'exercice, vous ajoutez des poids à votre corps pour effectuer vos exercices cardiovasculaires. L'exercice cardiovasculaire est nécessaire pour perdre du poids, tandis que la musculation aide à augmenter la masse musculaire. L'exercice cardio accompagné de poids vous donne le meilleur des deux mondes. En alourdissant des parties précises de votre corps, vous forcez vos muscles à travailler plus fort afin de maintenir votre cadence habituelle, offrant ainsi une résistance contre laquelle vos muscles travaillent. Ceci améliore la force, la puissance et l'endurance, augmente la masse musculaire maigre et diminue les graisses.

L'effort supplémentaire requis brûle aussi plus de gras. De l'avis de Len Kravitz, Ph. D., dans un article pour l'American Fitness Professionals and Associates (AFPA), ce type d'entraînement augmente la quantité d'énergie dépensée pendant l'exercice, ce qui favorise la perte de poids et de gras. De plus, il sollicite les grands muscles et augmente le volume total de votre entraînement, soit le nombre de répétitions multiplié par le nombre de séries (▶4) multiplié par le poids. Le Dr Kravitz déclare: «Soulignons qu'avec l'entraînement contre résistance, la dépense énergétique lorsque le volume global est plus important semble accrue comparativement à d'autres formes d'exercice, d'où sa contribution aux objectifs de perte de poids.»

Porter des poids pousse votre corps à travailler plus fort

Le port d'une veste lestée – de 7 à 45 kg (15 à 100 lb) – pendant une marche, du jogging, du saut à la corde ou de la boxe, est l'un des moyens d'intensifier un entraînement.

Des poids pour les chevilles et les poignets accentuent l'effet de musculation d'une marche rapide, par exemple. Des experts disent que l'ajout de poids aux chevilles peut améliorer largement les quadriceps et les ischio-jambiers pendant un exercice de marche. Porter une ceinture lestée en faisant des pompes et des flexions augmente l'intensité de l'exercice et le nombre de calories brûlées.

Ajouter des poids à un entraînement cardio comporte des bienfaits pour le métabolisme, or ils ajoutent une pression supplémentaire sur les articulations. Vous courez donc un risque accru de vous blesser si vous portez des poids pendant un exercice de cardio. Ne portez pas de poids pour faire de la course, par exemple: l'impact sur vos genoux, vos chevilles et vos pieds risque d'être trop important. Consultez un thérapeute en sport avant de faire un entraînement cardio avec des poids pour prévenir tout effet négatif.

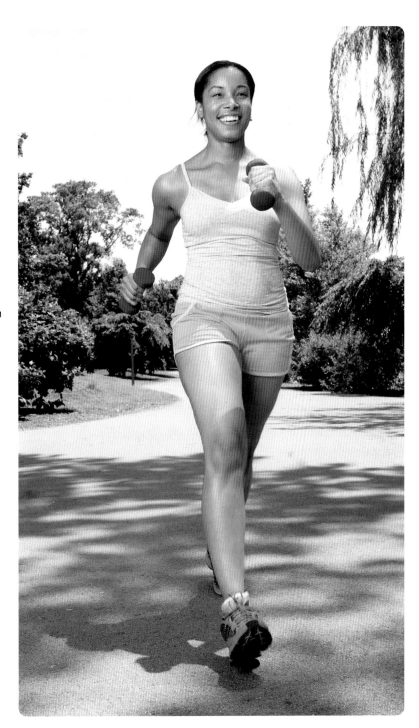

Des haltères pour des muscles plus forts

Vous pouvez bénéficier d'un excellent travail de musculation à l'aide d'haltères au lieu, ou en plus, d'appareils. Des études portant sur la comparaison des bienfaits des haltères par rapport à ceux des appareils démontrent que les haltères permettent de gagner beaucoup plus en force. Doug Walker, entraîneur personnel d'Indianapolis et propriétaire d'un gym, affirme: «Les haltères impliquent plus de fibres musculaires et de contractions, compte tenu des muscles stabilisateurs qui travaillent, ce qui n'est pas le cas avec des appareils. Les haltères sont donc plus efficaces.»

Augmentez votre masse musculaire

Parce que vous travaillez plus fort, vos muscles se renforcent davantage avec des haltères; vous aurez donc plus d'endurance pour un entraînement plus long. Le temps supplémentaire passé à faire travailler ces muscles peut se traduire par un métabolisme au repos plus élevé. Les haltères vous permettent aussi d'effectuer plusieurs exercices pour les grands muscles, qui exigent plus d'énergie que ceux pour les petits muscles. Et le fait de renforcer plus de groupes musculaires peut aider à accélérer votre métabolisme (▶2).

Comme le démontre une étude de 1991 publiée dans la revue *Sports Medicine*, la dépense énergétique supplémentaire qu'exigent ces exercices aide à modifier le pourcentage de gras et le métabolisme. De plus, des experts de la clinique Mayo ont rapporté en 2007 que l'utilisation d'haltères permet de renforcer le tronc, car vous devez soulever la charge et stabiliser votre corps, simultanément.

Augmentez votre masse musculaire avec les bandes élastiques

Si l'haltère la plus petite est trop difficile à soulever, commencez avec des bandes élastiques pour augmenter graduellement votre force musculaire. Ces longs tubes de caoutchouc offrent une résistance semblable à celle d'un haltère. Offertes en différentes longueurs et tensions, elles sont idéales pour les débutants, les gens âgés et les personnes qui se remettent de blessures.

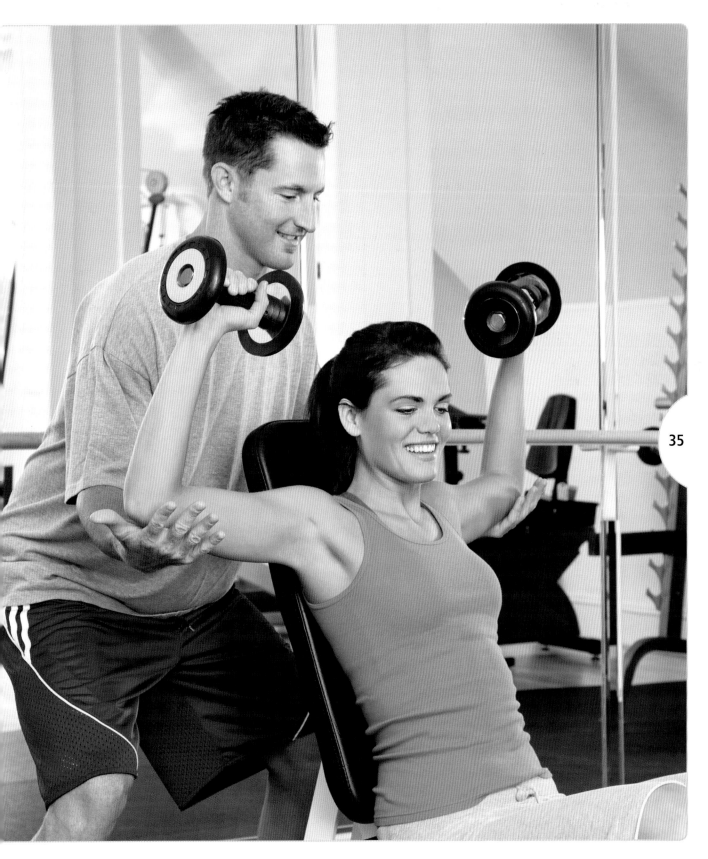

8

L'entraînement de sprint pour atteindre votre but à toute vitesse

L'entraînement par intervalles ou de sprint vous permet de brûler rapidement des graisses et des calories, sans passer des heures au gym. L'entraînement de sprint ou par intervalles implique une variation du rythme de votre entraînement par l'ajout de courses très rapides d'une ou deux minutes – ou intervalles. À la fin de chaque intervalle, vous revenez à votre rythme normal pendant 3 à 5 minutes, avant de faire une autre course rapide. Si vous courez ou vous entraînez avec un podomètre ou un compteur de distance, vous pouvez sprinter une partie du temps. Efforcez-vous de faire des sprints de la même durée.

Modifier le niveau d'entraînement met votre corps au défi

Les intervalles sont efficaces car ils fournissent un défi à votre corps.

Si vous vous entraînez continuellement à la même intensité, soit à l'intérieur de votre zone de confort, votre corps s'adapte au point de ne plus transpirer. En augmentant sensiblement l'intensité de votre activité, vous augmenterez votre fréquence cardiaque, brûlerez plus de calories et élèverez votre seuil aérobique (le point à partir duquel votre corps exige plus d'oxygène et que votre souffle devient plus court).

Toute forme d'exercice élève le taux métabolique pour un court moment. Or, l'entraînement par intervalles peut entraîner un métabolisme plus élevé pendant une période beaucoup plus longue.

Les sprints: les bienfaits à votre métabolisme se font sentir plus vite

L'entraînement par intervalles apporte les mêmes bienfaits que l'exercice cardio, mais à l'intérieur d'une période plus courte. Une étude de 2006 publiée dans le Journal of Physiology a démontré que des entraînements par intervalles courts permettent d'améliorer la performance autant que des séances d'exercices à vitesse modérée.

Environ trente à soixante minutes d'exercice cardiovasculaire sont recommandées pour perdre du poids et élever le métabolisme; les séances d'entraînement par intervalles durent environ trente minutes, surtout chez les débutants. Si vous voulez vous entraîner plus longtemps, mais ne pouvez effectuer des intervalles pendant plus de vingt minutes, commencez par une séance de vingt minutes à un rythme détendu et terminez par vingt minutes d'entraînement par intervalles. L'entraînement par intervalles se prête à presque toute forme d'exercice cardiovasculaire, y compris la marche, la course, la bicyclette, l'aviron, la natation et sur un appareil elliptique. Or, gardez à l'esprit que l'entraînement par intervalles peut être fort exigeant, surtout si vous n'avez pas l'habitude de travailler si intensément. Après les deux premières séances, vous serez sans doute un peu plus fatigué que vous ne l'imaginiez.

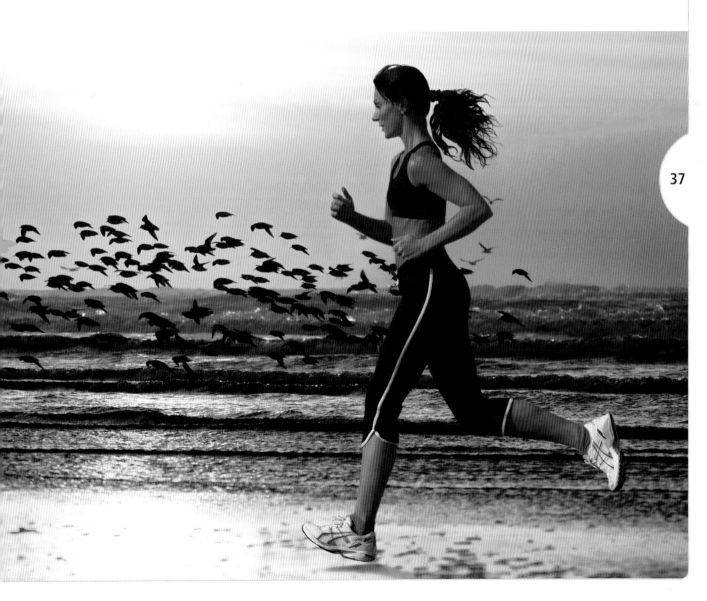

9 Respirez bien pour un entraînement plus efficace

Le fait de respirer convenablement pendant l'effort peut aider à maximiser vos avancées métaboliques et améliorer votre performance globale. De l'avis de Christopher Guerriero, fondateur et PDG du U.S. National Metabolic and Longevity Research Center: «Plus vous êtes oxygéné, plus vos muscles peuvent faire d'efforts, plus ils gagnent en masse et se développent. Votre métabolisme deviendra ainsi plus rapide et plus efficace que jamais.»

Alimentez vos cellules en oxygène et brûlez plus de graisses

Lorsque l'oxygène se lie à une molécule d'énergie (qui provient de la décomposition des gras et des glucides), votre corps crée de l'énergie. Pour accélérer la métabolisation des graisses et en brûler les réserves, il faut fournir aux cellules assez d'oxygène pendant l'exercice. Les athlètes ont souvent plus d'artères et de capillaires que les non-athlètes – jusqu'à deux fois plus –, et celles-ci peuvent transporter plus d'oxygène aux muscles. En d'autres mots, une plus grande quantité de carburant est brûlée pendant une période plus courte.

Le corps se sert de l'oxygène pour fabriquer un produit chimique qui fournit l'énergie dont vous avez besoin pour faire bouger vos muscles. Lorsque vous faites une activité ardue, vous utilisez plus d'oxygène. Pour accélérer votre métabolisme, le corps a besoin d'une plus grande quantité d'oxygène qu'en temps normal. Pour continuer de répondre à la demande, votre cœur bat plus vite, vous respirez plus fort et plus rapidement pour prendre plus d'oxygène.

Respirer correctement élève le métabolisme

Bien respirer signifie inspirer et expirer, profondément, par le nez de façon à ce que votre poitrine et votre abdomen se soulèvent à chacune des inspirations. La respiration superficielle «résulte d'un approvisionnement faible en oxygène, ce qui ralentit les fonctions corporelles, y compris le métabolisme», explique le Dr Tom Goode, cofondateur de l'International Breath Institute, établi au Texas. Inversement, respirer pleinement et profondément augmente la quantité d'oxygène qui se déplace dans votre système sanguin, ce qui en retour permet à votre corps de brûler plus de calories et de graisses.

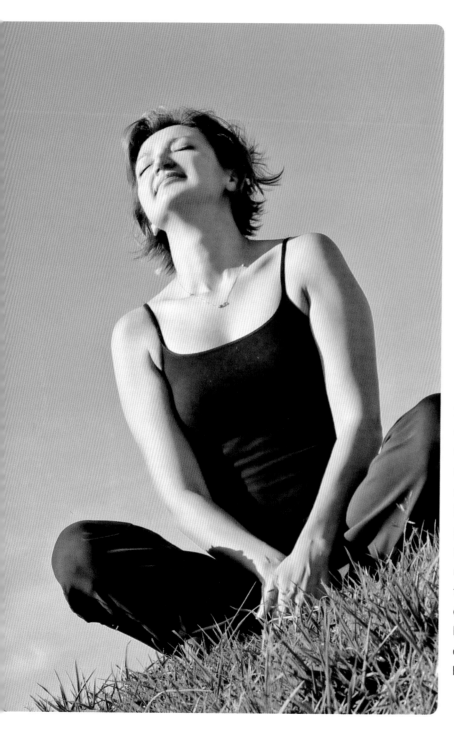

Donc, en respirant correctement, vous accélérez votre métabolisme et brûlez plus de calories, même lorsque vous ne vous entraînez pas.

Pendant une activité normale, vous devriez respirer entre douze à vingt fois par minute, davantage pendant un exercice. Établir une respiration régulière est également important. Par exemple, inspirez au cinquième pas que vous prenez ou à la troisième nage lorsque vous nagez. En établissant un rythme de respiration, vous aurez ainsi plus d'énergie et d'endurance pour optimiser votre oxygénation et élever votre métabolisme.

Lorsque vous soulevez des poids, inspirez pendant la descente du poids, ou le retour du poids, et expirez pendant que vous poussez ou ramenez le poids en position. Ne retenez jamais votre souffle lorsque vous soulevez des haltères. Un article publié en 2007 par la clinique Mayo affirme qu'en retenant votre souffle, vous courez le risque d'élever votre tension artérielle temporairement jusqu'à des niveaux dangereux. De plus, en augmentant la pression abdominale, vous risquez de développer une hernie ou des hémorroïdes à la suite de votre effort.

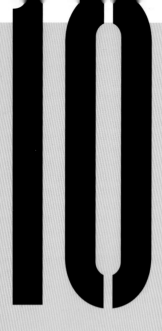

10 Attisez le feu de votre métabolisme avec le yoga

Des études démontrent que le yoga augmente la force, tonifie les muscles, et améliore la circulation sanguine et la fonction thyroïdienne.

Stimulez votre thyroïde

Si votre thyroïde est hypoactive, votre taux métabolique peut être ralenti. Une étude parue dans *Archives of Internal Medicine* rapporte qu'une hausse même minime du niveau de l'hormone de stimulation de la thyroïde (HST) au-delà de la limite normale était associée à une prise de poids. Les positions de yoga qui impliquent la région du cou, là où se trouve la thyroïde, peuvent aider à la stimuler. Il s'agit entre autres de la posture du «poisson» du yoga hatha, ou asana, ainsi que des flexions arrière et l'appui brachial renversé, comme l'arc, le pont, la charrue et le chameau.

Ces asanas sont souvent effectuées l'une à la suite de l'autre pour créer une harmonie avec le flux sanguin des organes internes. Elles agissent comme un massage interne, stimulant les glandes et les organes afin d'augmenter leur activité et leur efficacité. Passer rapidement d'une position à l'autre peut accélérer le processus.

Une meilleure circulation pour plus d'énergie

Jasmine Lieb, une instructrice de yoga de Los Angeles chez Yoga Works, recommande une série de positions populaires connues sous le nom de «salutation au soleil», qui met l'accent sur les flexions arrière pour «augmenter la circulation et l'énergie de l'ensemble du corps... Les flexions arrière stimulent votre niveau d'énergie.»

«Les torsions et les compressions des positions de yoga massent les organes endocriniens et abdominaux, régulent leur fonction et améliorent la circulation de la région», explique Timothy Burgin dans un article datant de 2004. Jasmine Lieb est du même avis. «Plus la circulation augmente dans les glandes thyroïdes, surrénales et pituitaires qui sécrètent des endorphines et des hormones partout dans notre corps, et plus notre système métabolique peut reprendre son équilibre.»

Les positions debout, comme celle du guerrier, et les fentes avant fournissent des bienfaits métaboliques supplémentaires en augmentant la force et le tonus des muscles. Étant donné qu'il faut plus d'énergie – et de calories – pour maintenir les tissus musculaires que les tissus adipeux, ajouter des positions de renforcement à un programme de yoga augmentera la dépense calorique. Maintenez d'abord les positions pendant trente secondes puis augmentez graduellement; vous renforcerez vos muscles et améliorerez votre endurance, ce qui stimulera votre métabolisme.

Augmentez la température

Le yoga ashtanga (ou *power yoga*) utilise une série de positions l'une après l'autre plus rapidement, sans pause entre chaque position. Comme ces mouvements sont effectués à haute intensité, votre fréquence cardiaque, votre respiration et votre circulation sont augmentées. Le yoga ashtanga est un exercice cardiovasculaire efficace qui fait entrer votre fréquence cardiaque

dans la zone où les gras sont brûlés, soit entre 65 et 80 % de son maximum.

Pour sa part, le yoga bikram (ou yoga «chaud», est effectué dans une pièce chauffée pour aider à faire monter la température du corps et brûler des calories. Une séance de yoga bikram de 90 minutes dans une pièce chauffée à 43 °C (110 °F) brûle entre 300 et 600 calories. Les habitués brûlent entre 500 et 1 000 calories en une seule séance.

La meilleure façon d'apprendre les positions de yoga favorables au métabolisme est de s'inscrire à un cours de yoga dirigé par un instructeur qualifié et chevronné. Les asanas sont un excellent complément à d'autres formes d'exercice aérobique et de musculation.

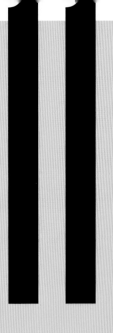

Améliorez l'amplitude de vos mouvements grâce au tai-chi

L'art martial asiatique connu sous le nom de tai-chi, ou tai-chi-chuan, permet à vos muscles et à vos articulations de découvrir toute l'amplitude de leur mouvement. Les experts s'entendent d'ailleurs sur le fait que des articulations qui bougent bien sont essentielles à un entraînement réussi. Une étude publiée dans *Clinical Sports Medicine* a révélé qu'étant donné que les mouvements de tai-chi exigent beaucoup d'équilibre et d'agilité – et de souplesse –, ils peuvent contribuer à augmenter la force.

Une façon à faible impact de brûler des calories et augmenter la masse musculaire

Les principes de base du tai-chi impliquent l'équilibre, la coordination et l'endurance, les muscles détendus plutôt que contractés et tendus. Le tai-chi, qui fait partie de la médecine chinoise, fait appel à des mouvements lents et répétitifs. Il donne à la personne qui le pratique l'habileté de se concentrer sur sa respiration et sa circulation sanguine, à l'opposé de séries complexes de coups de poing, de coups de pied et de blocages associés aux autres arts martiaux comme le karaté.

Les mouvements du tai-chi se font lentement; c'est l'un des meilleurs exercices à faible impact qui soit, idéal autant pour les débutants que pour les experts. Exercice lent, peut-être, mais ceux qui le pratiquent peuvent vraiment suer. À raison de trente à soixante minutes par jour, le tai-chi augmente la masse musculaire et brûle des calories, une combinaison éprouvée pour accélérer le métabolisme.

Par exemple, une personne de 68 kg (150 lb) faisant du tai-chi pendant une heure peut brûler 280 calories, soit environ la moitié des calories qu'elle brûlerait à faire du vélo à un rythme modéré pendant le même temps.

Améliorez votre circulation et votre énergie

Les mouvements de tai-chi sont divisés en deux groupes: mouvements solos et ceux qui impliquent un mouvement de poussée avec les mains. Les mouvements solos mettent l'accent sur la circulation, la respiration et la posture; les mouvements de poussée sont des gestes de défense qui nécessitent une continuité du mouvement, un déplacement du centre de gravité et différentes positions défensives.

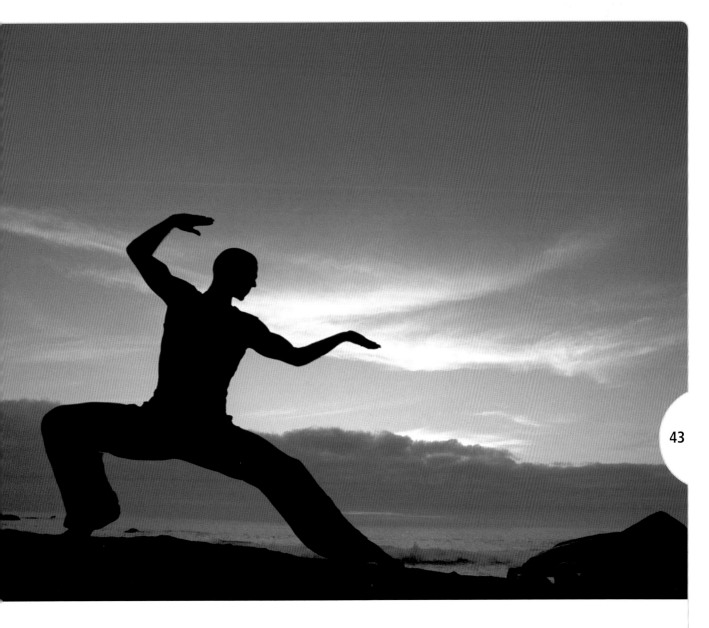

La plupart des débutants commencent par des mouvements lents, mais rien ne vous empêche d'en accélérer le rythme. Vous pouvez ainsi brûler plus de calories et bénéficier d'un exercice cardiovasculaire, tout en profitant des bienfaits calmants, équilibrants, de renforcement et de mobilité du tai-chi.

12

Le Qi gong, ou un métabolisme en santé par la respiration

Peu importent vos capacités physiques, vous pouvez accélérer votre métabolisme en pratiquant le Qi gong (*tchi kung*), une discipline de respiration, de mouvement et de méditation qui fait partie intégrante du tai-chi (▶ 11). Le nom signifie, littéralement, «exercice de respiration», «travail de respiration», ou «travail énergétique». Tout comme avec d'autres types de respirations efficaces (▶ 9), le Qi gong accroît la quantité d'oxygène qui parcourt votre système sanguin, ce qui en revanche accélère votre métabolisme et permet à votre corps de brûler plus de calories et plus de gras.

Les exercices de respiration génèrent de l'énergie et accélèrent le taux métabolique

Lorsque votre corps devient plus efficace dans sa distribution de l'oxygène, votre capacité à brûler plus de cellules graisseuses et à utiliser plus efficacement cette source d'énergie augmente. L'oxygène est jumelé à des métabolites emmagasinés pour relâcher de l'énergie à utiliser immédiatement, par opposition à des sources alimentaires d'énergie, qui sont souvent destinées à des réserves d'énergie à long terme. Et c'est ce processus de stockage à long terme qui peut mener à une prise de poids.

Le Qi gong fait appel à des positions physiques, des techniques de mouvement spéciales et des exercices de respiration, pour favoriser l'équilibre esprit et corps. La pratique du Qi gong implique de passer d'une position à une autre dans un mouvement rythmique, contrôlé et fluide, pour augmenter l'endurance et la force musculaire. Le fait d'être capable d'effectuer et de maintenir les positions plus difficiles du Qi gong peut améliorer le tonus musculaire et la circulation, deux facteurs qui aident à augmenter le métabolisme.

Améliorer ses habitudes alimentaires pour accélérer son métabolisme et perdre du poids

La pratique du Qi gong peut aussi vous aider à perdre du poids en réduisant votre apport calorique. Jasmine Lieb explique que: «Par le biais de la respiration et du mouvement, plus d'oxygène et de nutriments passent par le sang, alors que les toxines qui nuisent à l'équilibre métabolique sont relâchées. Même après une courte période, les envies de nourriture et la fatigue peuvent être réduites et, par une pratique régulière, une perte de poids est possible. Le Qi gong peut également favoriser la digestion.»

Une étude de 1999 publiée dans *Japanese Journal of Biometeorology* prétend que le métabolisme s'élève lorsqu'une personne se tient debout ou assise bien droite, plutôt que d'arrondir le dos, ou s'allonger avec les membres repliés. Le Qi gong vous fait prendre conscience de votre posture lors d'un repas, mais l'accent qu'il met sur une meilleure posture vous permet d'améliorer légèrement votre taux métabolique de repos.

La combinaison d'une meilleure posture, d'étirements et de respiration améliore la coordination, la souplesse et l'endurance. Les entraînements cardiovasculaires ou de musculation deviennent ainsi plus faciles à faire, et les risques de blessures peuvent même être réduits. Bien que le Qi gong ne remplace pas l'exercice vigoureux, c'est un excellent ajout à tout programme de santé parce qu'il aide à améliorer le lien entre l'esprit et le corps.

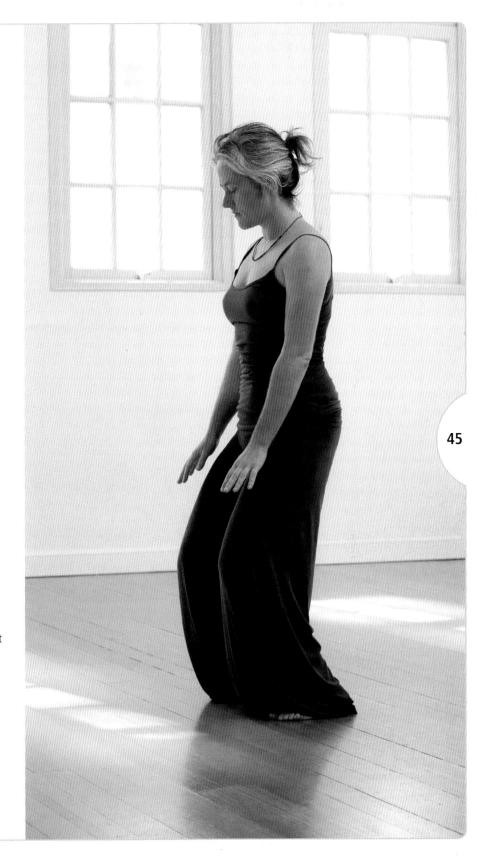

13

Le sauna pour faire évaporer les calories

Transpirer accélère votre métabolisme, vous brûlez des calories et des graisses en vous reposant à la chaleur d'un sauna. Les études cliniques sur les thérapies thermales ont révélé qu'il suffisait de deux semaines de thérapie en sauna pour améliorer la fonction vasculaire et la combustion de graisses chez les participants.

Au fur et à mesure que la température ambiante d'un sauna augmente, votre corps doit faire face à la chaleur pour maintenir sa température normale. Les températures extrêmes peuvent augmenter le taux métabolique de 20 %. Votre cœur doit travailler plus fort pour accélérer la circulation, ce qui améliore votre système cardio-vasculaire. Ce travail supplémentaire se traduit par un taux métabolique plus élevé, ce qui peut

entraîner une dépense de 300 calories pendant une séance de 30 minutes de sauna. Et cette dépense calorique peut se poursuivre pendant 3 heures par la suite.

Perdre du poids en transpirant

L'humain est doté de plus de 2,5 millions de glandes sudoripares qui couvrent presque chaque partie de son corps. Lorsqu'elles sont stimulées par la chaleur d'un exercice, la température ou le stress, ces tubes minuscules remplis de cellules produisent de la sueur en sécrétant un mélange d'eau et d'électrolytes. En essayant de maintenir une température corporelle normale, vous pouvez transpirer entre 1 et 3 litres (4 et 12 tasses) en une heure lorsque vous êtes exposé à des stress thermiques. S'asseoir dans un sauna pendant 30 minutes produit environ la même quantité de

transpiration qu'une course de 10 km. Comme l'explique Susan Smith, Ph. D., vous pouvez littéralement transpirer 0,45 kg (1 lb) simplement en vous assoyant dans un sauna pendant 30 minutes. Les saunas favorisent la perte de poids d'une autre façon, parce que le gras corporel devient hydrosoluble à environ 43 °C (109 °F). Par conséquent, une séance dans un sauna permet au corps de transpirer l'excès de gras. Le sauna peut aussi permettre au corps de commencer à éliminer les toxines (lipophiles) emmagasinées dans les gras, ce qui de l'avis de certains, favorise la perte de poids.

Les différents types de saunas, anciens et nouveaux

Alors que les saunas sont utilisés en Finlande depuis plus de deux mille ans, les

Amérindiens, eux, se servent de sueries depuis des siècles. Les deux modes sont semblables à bien des égards. Les saunas modernes sont soit humides ou secs. Les saunas humides (parfois appelés «bains de vapeur») utilisent le feu et des roches volcaniques, ou un équivalent électronique, pour créer un environnement chauffé. Les roches retiennent la chaleur et l'empêchent de se dissiper trop rapidement. De l'eau éclaboussée sur les roches crée de la vapeur qui humidifie l'air ambiant. La température d'un sauna humide peut atteindre entre 38 et 46 °C (100 et 115 °F).

Les saunas secs utilisent aussi des roches brûlantes, mais les températures sont beaucoup plus élevées, jusqu'à 93 °C (200 °F), compte tenu de l'absence presque totale d'humidité dans l'air, ce qui en augmente la capacité calorifique. Un nouveau type de sauna utilise le rayonnement infrarouge pour créer un environnement chauffé; les températures de ces saunas se situent entre 49 à 60 °C (120 et 140 °F).

Fréquence cardiaque accrue et meilleure circulation pour un métabolisme accéléré

Une séance de 15 à 20 minutes peut faire passer vos pulsations cardiaques de 75 à 100 et même à 150 pulsations par minute. Bien que la circulation sanguine augmente – stimulant le métabolisme –, la tension artérielle demeure la même parce que la chaleur dilate les vaisseaux sanguins, ce qui leur permet de gérer le flux sanguin supplémentaire. À première vue, on croirait à un moyen facile et sans exercices de stimuler son métabolisme et perdre du poids rapidement. Or, la dépense calorique n'est que temporaire: la perte de poids dans un sauna est probablement attribuable à la perte d'eau et s'asseoir dans un sauna n'exige rien de vos muscles, sauf votre cœur. Plutôt que de remplacer vos exercices par le sauna, utilisez-le comme complément à votre régime courant.

Notez que les saunas et les bains de vapeur sont contre-indiqués pour les gens âgés, les bébés, les femmes enceintes et les personnes souffrant d'affections cardiaques; consultez votre médecin. Quel que soit le programme d'exercices ou de santé que vous privilégiez, soyez à l'écoute de votre corps. En cas de nausées, d'étourdissements ou de faiblesses, sortez immédiatement du sauna.

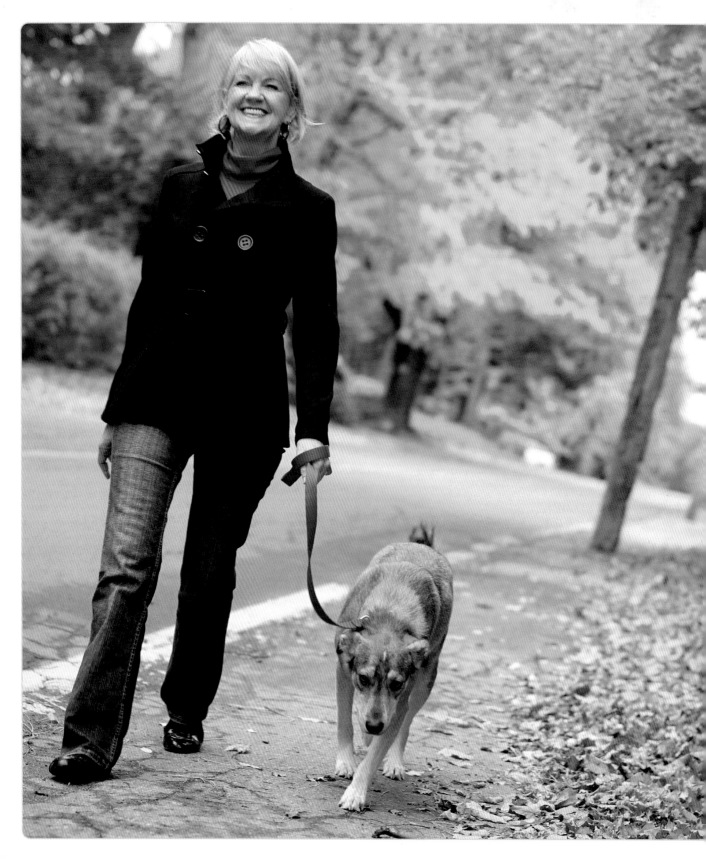

14 Accordez-vous une dose quotidienne d'exercice

Plus vous ferez d'exercice quotidiennement, plus votre métabolisme sera efficace et rapide, et plus grand sera votre sentiment de bien-être. Le secret consiste à faire de l'exercice régulièrement, quand et où vous le pouvez. Vous n'avez peut-être pas une heure ou deux pour aller au gym, mais même 4 à 6 sprints de trente secondes sur un vélo stationnaire, tous les deux jours, ont une incidence marquée sur la métabolisation du sucre par le corps.

Incorporez de l'exercice à votre mode de vie

L'exercice était une partie essentielle, naturelle et entièrement intégrée à la vie de nos ancêtres. L'arrivée de nouvelles technologies pour nous «faciliter la vie» a eu pour effet de rendre notre société moins active et plus obèse. Vous pouvez changer cette approche en incorporant de l'activité physique dans votre quotidien. Marchez ou rendez-vous en ville à bicyclette plutôt que d'y aller en voiture. Allez jouer dehors plutôt que de regarder des athlètes professionnels à la télévision.

C'est l'effet cumulatif de l'exercice quotidien qui rend le métabolisme plus efficace. Il ne doit pas forcément être une séance «organisée» et officialisée comme 30 minutes sur un appareil elliptique. Dans bon nombre de pays du sud de l'Europe, les gens vont marcher après les repas, parfois pendant des heures, pour améliorer leur métabolisme et leur digestion. Assurer le déplacement efficace des aliments et des nutriments dans le corps est l'une des principales raisons d'être de l'exercice.

La métabolisation est, en partie, le moyen utilisé par votre corps pour transformer les nutriments en énergie. Marcher après un repas peut stimuler instantanément votre métabolisme. Une étude de 1991 parue dans *Journal of Applied Physiology* a constaté que les effets métaboliques de l'exercice peuvent vous aider à métaboliser vos aliments plus efficacement – et à brûler vos calories – jusqu'à quatre heures après un repas.

Grâce à une dose quotidienne d'exercice, votre métabolisme devient aussi plus efficace compte tenu de la quantité accrue de tissus musculaires.

15

Brûlez des calories en catimini par des exercices discrets

Votre métabolisme s'élève chaque fois que vous dépensez de l'énergie. Même les plus petits efforts comptent (▶14).

Activez-vous chaque fois que vous le pouvez pour en bénéficier longtemps

Les exercices discrets peuvent être faits de diverses façons au cours d'une journée, sans nécessiter beaucoup de temps, de vêtements d'entraînement ou une carte de membre à un gym. Il est vrai que l'idéal est de faire une activité physique quotidienne pendant au moins 30 minutes. Or, de petits blocs d'exercice ici et là brûlent aussi des calories, beaucoup de calories au bout du compte.

L'effet de tous les exercices que vous faites, petits ou grands, est cumulatif. Donc, lorsque vous avez une minute, passez à l'action! Souvenez-vous que 450 g (1 lb) équivaut approximativement à 3 500 calories. Si vous brûlez de façon constante 500 calories de plus par jour à faire de l'exercice — sans manger davantage, bien sûr —, en une année, vous pourriez perdre jusqu'à 23 kg (50 lb).

Marchez davantage, pesez moins

La marche est l'un des exercices les plus simples et convient à tous. L'un des trucs pour ajouter la marche à votre quotidien est de vous tenir loin de cet espace de stationnement tout près de l'entrée du centre commercial ou du supermarché. Garez plutôt votre voiture à l'arrière du stationnement, aussi loin que possible de votre destination. Une femme de 68 kg (150 lb) peut perdre 25 calories lors d'une marche de cinq minutes à vitesse modérée. Le nombre peut sembler faible, mais si vous faites des emplettes dans deux magasins et vous vous garez loin de l'entrée chaque fois, vous aurez brûlé cent calories, sans compter celles brûlées pendant que vous faisiez vos achats.

Monter un escalier pendant 5 minutes peut brûler jusqu'à 50 calories. Si vous ne visez que le deuxième étage, prenez quelques minutes de plus pour monter et descendre un ou deux étages de plus. Monter un escalier brûle plus de calories qu'un cours d'aérobie d'intensité moyenne. Accélérez le rythme et la durée pour optimiser les bienfaits métaboliques (pourvu que votre état de santé vous le permette).

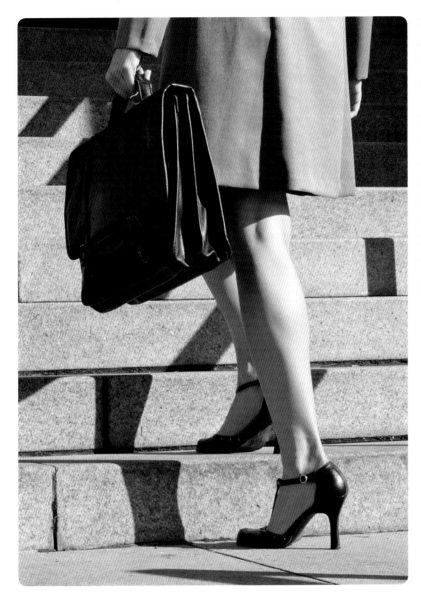

rythme peut nécessiter jusqu'à 350 calories à l'heure, ce qui s'approche du nombre de calories brûlées au gym pendant le même temps.

Participez avec vos enfants à la myriade d'activités physiques auxquelles ils s'adonnent. Faites plus que simplement les regarder; faites-en autant et brûlez jusqu'à 600 calories de plus en une heure. Jouer au kickball pour brûler jusqu'à 500 calories à l'heure, ou lancez le disque volant (frisbee) pour en brûler 250 à l'heure.

Pourquoi regarder?
Participez plutôt!

Si vos emplettes n'exigent pas que vous transportiez de gros paquets, enfourchez votre bicyclette et abandonnez la voiture. Rouler en vélo en ville pendant 30 minutes brûle environ 250 calories. Faire du jardinage est une façon d'accélérer le métabolisme. Désherber, arroser, sarcler et planter à un bon

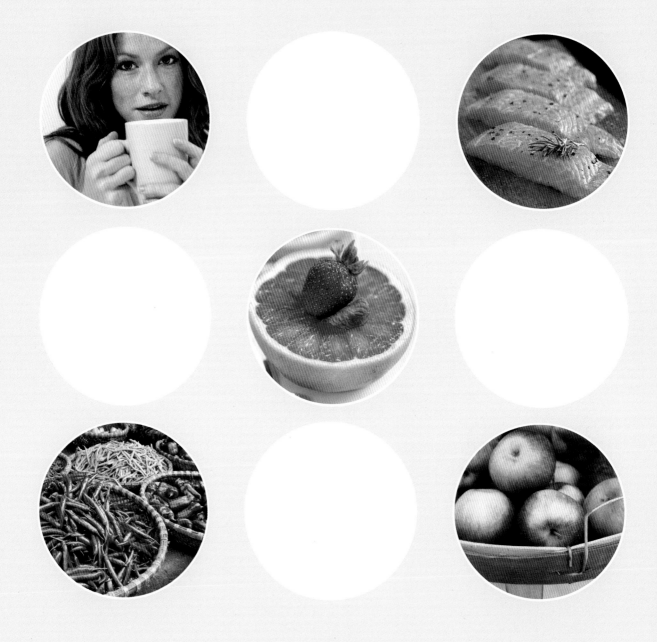

2ᴇ PARTIE

On est ce qu'on mange: nourrissez votre
métabolisme par une saine alimentation

16

Consommez des glucides complexes pour perdre du poids

En 2022, le *Asian Network for Scientific Information* a publié une recherche qui démontrait que la consommation de certains glucides complexes était associée à un poids plus faible, réduisait le cholestérol sanguin et la glycémie. De plus, le Linus Pauling Institute, un centre de recherche sur les micronutriments de l'Université de l'État de l'Oregon, souligne que la consommation de grains entiers facilite la digestion, ce qui contribue à la perte de poids.

L'indice glycémique classe les glucides en fonction de leur rôle à élever le taux de sucre sanguin plusieurs heures après les avoir consommés. L'IG se sert d'une échelle de 1 à 100: les aliments au nombre le plus élevé se transformeront en glucose (et élèveront le taux de glucose sanguin) plus rapidement que ceux dont le nombre est plus faible. Réduire votre charge glycémique en consommant de façon constante des aliments à indice glycémique faible pourrait aider à réguler le métabolisme et favoriser la perte de poids.

Une métabolisation plus lente du sucre signifie une moindre réserve de gras

Les glucides sont composés de sucres qui sont transformés en glucose dont le corps se sert comme énergie. Un glucide complexe est un type de glucide qui contient des sucres qui sont interreliés. Par conséquent, ils se digèrent plus lentement, ce qui entraîne des glycémies moins élevées et plus stables. Votre corps est ainsi moins enclin à baisser rapidement son taux du sucre en stockant le surplus sous forme de gras. Les glucides simples, à l'opposé, sont digérés rapidement et, lorsqu'ils sont consommés en grandes quantités, sont plus facilement convertis en gras.

L'American Heart Association recommande que 55 à 60 % de votre apport énergétique proviennent de glucides, surtout les complexes. Si vous prenez part à des activités vigoureuses, le pourcentage pourrait monter jusqu'à 70 %, selon Les diététistes du Canada. Le U.S. Department of Health and Human Services recommande de consommer des glucides complexes trois fois par jour.

Les grains entiers accélèrent le métabolisme

Quelques exemples de glucides complexes: pains complets et bruns, riz brun, pâtes complètes, pommes de terre et légumes-racines, pois et lentilles, et avoine. Ces aliments fournissent plus d'énergie que les glucides simples et peuvent aider à réduire le surplus d'aliments transformés en graisses. Les glucides simples se trouvent dans les bonbons, boissons gazeuses sucrées, gâteaux, tartes et biscuits, et le sucre blanc. Préférez plutôt les pains entiers et les pâtes entières. Tous les grains sont composés de trois éléments: le son, le germe et l'endosperme.

Tel qu'expliqué à la page 12, il y a deux types de métabolisme: l'anabolisme et le catabolisme. L'anabolisme produit la matière dont le corps a besoin, tandis que le catabolisme est le processus par lequel le corps décompose les sources de carburant pour fournir de l'énergie.

Si vous consommez une vaste gamme de glucides complexes, le catabolisme les décompose graduellement et permet à votre corps d'en faire un usage plus efficace. Lorsque vous consommez trop de glucides simples, l'anabolisme utilise ce surplus pour créer de nouvelles cellules graisseuses.

En fait de calories, les aliments riches en nutriments et en fibres sont plus nourrissants. Vous n'avez pas à en manger autant que les aliments qui renferment plus de gras et de sucre pour combler votre appétit. Les glucides non transformés (pommes, oranges, fruits à noyau et petits fruits) contiennent de faibles quantités de sucre simple et font partie d'une alimentation saine et stimulante pour le métabolisme.

17

Les protéines:
pour un effet bœuf
sur votre métabolisme

Régalez-vous régulièrement d'un bon bifteck pour stimuler votre métabolisme. La digestion des protéines nécessite plus d'énergie que celle des glucides et des gras. L'énergie supplémentaire que votre corps doit dépenser pour digérer les protéines accélère temporairement le taux métabolique. Cet effet est parfois connu sous le nom de «thermogenèse induite par un repas». L'un des effets secondaires de la consommation de protéines est également la perte de poids. Parce qu'elles se digèrent plus lentement, les protéines assurent la satiété plus longtemps, comme le rapporte l'étude de 1999 de l'*European Journal of Clinical Nutrition*. Plus votre sensation de satiété perdure, moins vous risquez de trop manger.

Consommez des protéines pour augmenter votre masse musculaire

Il existe deux types de protéines: les simples et les conjuguées, chaque type ayant une fonction précise. Les protéines sont essentielles à la régulation et au maintien des cellules et des tissus. Elles sont tellement importantes au fonctionnement du corps qu'elles sont souvent appelées les «composantes fondamentales» du corps.

Des études, comme celle rapportée dans un article de 2002 par dans *Medicine & Science in Sports & Exercise*, indiquent qu'un apport de protéines est essentiel pour aider les muscles et les tissus à récupérer et à se refaire après un entraînement. C'est pour ces raisons que certains experts recommandent

une collation de glucides après l'entraînement et beaucoup de protéines.

Aux États-Unis, l'apport quotidien recommandé par le gouvernement (AQR) est de 50 g (2 oz) de protéines par jour. Si vous tentez de maintenir la forme, environ 0,8 g par kg (2,2 lb) de poids corporel par jour est recommandé. Si vous visez à augmenter votre masse musculaire, vous devrez consommer entre 1,2 et 1,8 g de protéines par kg de poids corporel.

Bonnes sources de protéines

La viande et le poisson comptent parmi les sources les plus complètes de protéines. Le poisson, le poulet, le bœuf, le porc et les crevettes comptent tous environ 22 g (¾ d'oz) de protéines pour une portion de 85 g (3 oz), environ la taille d'un paquet de cartes. Le yogourt contient environ 11 g ($\frac{1}{3}$ d'oz) de protéines par tasse, le lait, 8 g ($\frac{1}{4}$ d'oz) par 250 ml (1 tasse), et la plupart des fromages comptent environ 7 g de protéines par 28 g (1 oz). Un œuf renferme 7 g ($\frac{1}{4}$ d'oz) de protéines. Lorsque vous consommez de la viande, choisissez les coupes maigres. Bien que le bacon compte de 2 à 3 g de protéines par tranche, il contient autant de grammes de gras... par tranche!

Pour les végétariens, 125 ml ($\frac{1}{2}$ tasse) de tofu contient environ 15 g ($\frac{1}{2}$ oz) de protéines. Les lentilles en sont aussi une bonne source, soit 9 g/125 ml ($\frac{1}{2}$ tasse), tout comme les noix de Grenoble, tandis que 125 ml ($\frac{1}{2}$ tasse) de graines de tournesol en compte environ 5 g. Le beurre d'arachides contient environ 4 g ($\frac{1}{8}$ d'oz) de protéines par cuiller à soupe; les poids chiches (la base du houmous) en contiennent 7 g ($\frac{1}{4}$ d'oz) par 80 ml ($\frac{1}{2}$ tasse) et les grains entiers comme le kasha et le bulgur en comportent environ 3 par 80 ml ($\frac{1}{3}$ de tasse). On trouve des protéines dans le brocoli, les épinards et le chou frisé; les noix d'acajou; les fèves, les pois, et le soja; les pains entiers et les pâtes entières, le riz brun, l'avoine, le müesli et l'orge.

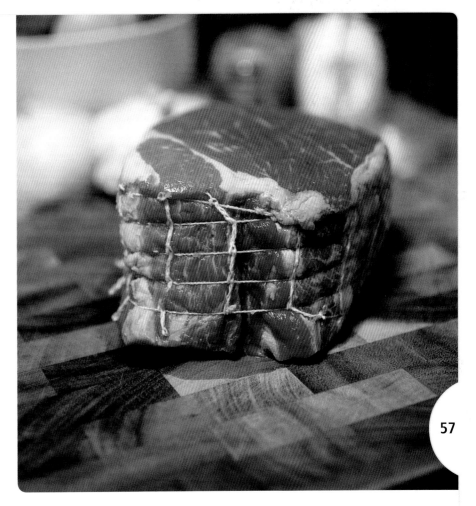

Lorsque les aliments chargés de protéines sont consommés et digérés, ils se transforment en acides aminés (▶18). Le corps a besoin de vingt acides aminés différents, dont douze (non essentiels) peuvent être produits par le corps. Les huit autres, les acides aminés essentiels, doivent être consommés afin que le corps puisse fonctionner normalement. Les protéines entières (viandes, œufs, produits laitiers et autres sources animales) contiennent toutes les acides aminés essentiels. Les protéines incomplètes n'en contiennent que quelques-uns. Par conséquent, vous devrez combiner au moins deux protéines incomplètes dans un repas afin de créer l'équivalent d'une protéine complète.

18

Augmentez votre masse musculaire et brûlez des gras grâce aux acides aminés

Les tissus musculaires ne peuvent se régénérer et croître sans l'appui indispensable des acides aminés, surtout ceux tirés des protéines. Des études démontrent que les acides aminés à chaîne ramifiée, ou ceux qui comportent une structure de chaîne ramifiée particulière, se trouvent en plus grande quantité dans les tissus musculaires, et pourraient stimuler la création de protéines musculaires.

Lorsque vous mangez un aliment riche en protéines (▶17), la digestion décompose la protéine en ses composantes d'acides aminés. Lorsqu'ils entrent dans le système sanguin, ils refont les muscles et réparent les dommages subis par les tissus.

Les acides aminés aident à réduire les graisses et le poids.
Au fur et à mesure que votre masse musculaire croît, votre potentiel pour brûler les gras augmente aussi. Les culturistes devront peut-être prendre des suppléments de certains acides, mais la personne qui s'entraîne moins intensément n'aura qu'à chercher du côté de son supermarché. La plupart des aliments riches en protéines contiennent des acides aminés à chaîne ramifiée, surtout les produits laitiers et la viande rouge.

Les acides aminés peuvent aider d'autres façons à accélérer votre métabolisme et votre perte de poids. L'acide aminé L-tryptophane peut calmer les rages de sucre et de glucides, déclare le Dr Michael Rosenbaum. De plus, l'acide

aminé appelé L-phénylalanine peut diminuer l'appétit en augmentant la production de norépinéphrine, qui joue un rôle similaire à l'amphétamine.

Selon un article de 1989 publié dans *Better Nutrition*, le L-carnitine, le L-tryptophane et le L-phénylalanine peuvent aider à lutter contre l'obésité en brûlant plus de graisses plus efficacement et en calmant l'appétit. La taurine, un acide aminé qui se trouve en grande quantité dans le cerveau est vantée pour ses capacités à donner de l'énergie. Or, malgré la présence de taurine dans bon nombre de boissons énergisantes, les preuves sont loin d'être concluantes quant à la capacité des suppléments de taurine de traverser la barrière sanguine et du cerveau pour augmenter le niveau d'énergie.

Les composantes de base des protéines

Les acides aminés sont des éléments organiques. Ils contiennent les éléments de base, dont le carbone, l'azote, l'hydrogène et, à l'occasion, le souffre. Les molécules de ces acides forment des chaînes connues sous le nom de peptides; les groupes d'acides aminés interreliés portent le nom de «polypeptides». En rassemblant les polypeptides, on obtient des protéines qui sont simplement une combinaison d'acides aminés et de peptides.

Le développement humain nécessite deux catégories d'acides aminés: les essentiels et les non-essentiels. Ceux-ci doivent provenir d'aliments, de boissons, ou de suppléments, car le corps ne les produit pas de lui-même.

Les acides aminés essentiels sont, entre autres: L-phénylalanine, L-leucine, L-méthionine, L-lysine, L-isoleucine, L-thréonine, L-valine, L-tryptophane, L-histidine, et L-arginine. Les non-essentiels sont, entre autres: L-taurine, L-tyrosine, L-alanine, L-arginine, L-asparagine, acide aspartique, L-cystéine, L-cystine, acide glutamique, L-glutamine, L-glycine, L-omathine, L-proline, et L-sérine. Certains d'entre eux font partie des ingrédients de boissons énergisantes populaires. À moins que vous soyez un athlète d'élite ou que vous consultiez une nutritionniste autorisée, il est déconseillé de prendre des suppléments d'acides aminés. Induire délibérément une carence en acides aminés peut comporter des risques pour la santé. Misez plutôt sur une alimentation saine qui comporte une vaste gamme d'aliments santé.

19

Revigorez votre métabolisme avec des mets épicés

Si vous êtes friand des mets indiens, africains, mexicains ou sichuannais, vous serez heureux d'apprendre que les mets épicés peuvent élever votre métabolisme et brûler les gras. Des études, débutant par une analyse de 1986 publiée dans *Human Nutrition: Clinical Nutrition*, ont démontré que vous brûlez peut-être plus de calories à manger des mets épicés comme un chili, du poivre de Cayenne, ou de la moutarde avec un repas.

Il existe sur le marché une myriade d'aliments épicés, très épicés et épicés à vous tirer des larmes. Parmi les plus épicés, notons les piments secs (*capsicum*), la famille de piments dont le poivre de Cayenne tire son origine. Cette variété de piments contient un ingrédient appelé *capsicine*. L'irritant chimique que renferme la capsicine brûle la bouche et la peau (c'est pourquoi bon nombre de chefs portent des gants lorsqu'ils utilisent des piments très forts), mais on estime aussi qu'elle aide à accélérer le métabolisme. Les piments du Chili, comme les jalapeño, appartiennent à la même famille.

Les aliments épicés brûlent les graisses

Lorsque vous mangez, votre métabolisme s'élève légèrement. Il s'agit de l'«effet thermique» ou encore de la «thermogenèse». Les mets épicés, selon un article de 2006 paru dans *Physiology & Behavior*, sont censés augmenter la thermogenèse (comparativement aux aliments non épicés), et dégagent de la chaleur car ils accélèrent la vitesse à laquelle le corps brûle les tissus adipeux. L'effet calorifique peut durer plusieurs heures après un repas de mets épicés, ce qui signifie que vous brûlez sans doute des réserves de gras pendant ces heures.

Récemment, une étude a révélé que les participants d'un essai en double aveugle ayant pris des suppléments contenant des extraits épicés tels que la tyrosine, la capsicine et la catéchine, avaient perdu plus de poids et bénéficiaient d'un effet de themogenèse plus grand que ceux qui avaient pris des placébos.

Certains aliments épicés trompent le cerveau en simulant l'exposition du corps à un autre stimulus de chaleur, d'où la sueur. Certaines personnes y sont plus sensibles que d'autres. Les mets épicés peuvent stimuler la température et la circulation du corps, ce qui, dans

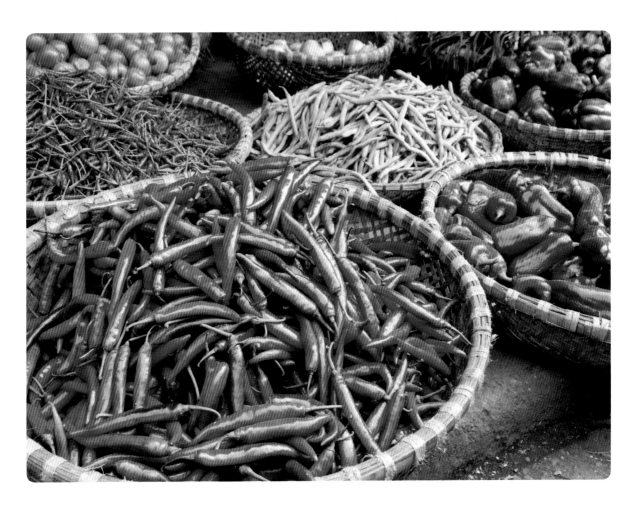

les deux cas, peut induire la sudation et élever le métabolisme (▶13).

Les mets épicés induisent la satiété

Consommer des mets épicés peut également aider à limiter les quantités ingérées. Cela s'explique par le fait que la sensation de brûlement que les aliments épicés laissent dans la bouche incite les gens à prendre une pause entre deux bouchées, le temps que la sensation s'estompe. Pendant ce temps, l'estomac transmet une sensation de satiété au cerveau, ce qui a pour effet de diminuer les signaux de la faim.

Certains devraient cependant éviter les mets épicés. Si vous souffrez de brûlures d'estomac chroniques, avez des ulcères ou des problèmes intestinaux, vous risquez d'empirer votre état.

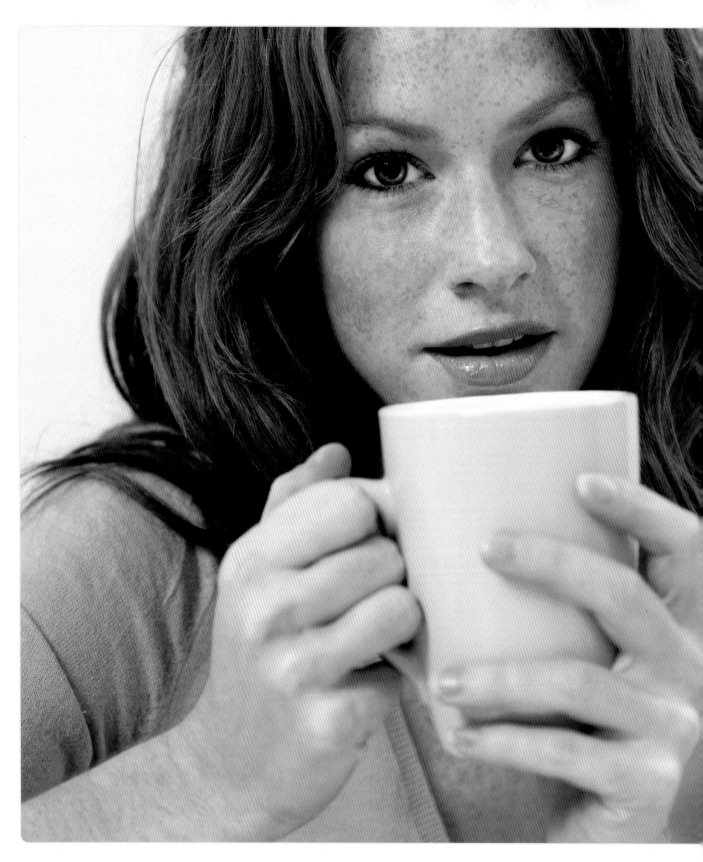

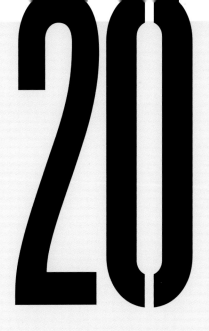

Le gingembre pour fouetter votre métabolisme

Encore de bonnes nouvelles pour les amateurs de mets asiatiques, africains et indiens. Le gingembre frais (*Zingiber officinale*), la plante à saveur forte qui entre dans la composition de bien des mets épicés, peut aussi stimuler votre métabolisme. Le gingembre contient des ingrédients actifs qui, d'un point de vue structurel, s'apparentent à la capsicine, un composé épicé qui, croit-on, aide à élever le métabolisme (▶ 19). Voilà pourquoi le gingembre est considéré comme un aliment «thermogénique», c.-à-d. que le corps doit produire plus de chaleur pour le digérer.

L'oxydation du gras peut prévenir l'obésité

Des recherches démontrent que le gingembre facilite aussi la métabolisation des gras et des protéines. Selon un article publié en 2006 dans *Physiology & Behavior*, les propriétés thermogéniques du gingembre peuvent avoir une incidence considérable sur l'oxydation des gras et aider à prévenir l'obésité. L'article suggère en outre que de manger du gingembre ou d'en faire un thé peut aider à équilibre votre énergie.

Bien que peu d'études scientifiques occidentales présentent des preuves cliniques quant à ses bienfaits pour le métabolisme, ce puissant rhizome est utilisé en Asie dans ce but depuis des temps immémoriaux. Il est à ce point apprécié par la médecine hindoue traditionnelle qu'on le qualifie de «remède universel».

Un tonique pour votre métabolisme

Ajouter du gingembre à un plat santé peut vous aider à tirer parti de ses bienfaits pour votre métabolisme. Vous aimez peut-être également les bières ou les sodas au gingembre, considérés comme d'excellents toniques, et qui servent à calmer l'estomac et faciliter la digestion, ou les nombreux thés au gingembre offerts sur le marché.

Or, le gingembre n'est pas un médicament et ne comporte pas un apport quotidien recommandé (AQR). Selon la clinique Mayo, pour le maintien d'une bonne santé, 1 g/jour est une dose sécuritaire, et pas plus de 4 g/jour. Avant d'intégrer de nouveaux suppléments à votre alimentation, veuillez consulter votre médecin.

21

Mangez gras et rester mince

Si vous croyez que tous les gras sont mauvais, détrompez-vous. Les oméga-3 sont un type d'acides gras non saturés que renferment une variété d'aliments comme le poisson et les produits de soja et qui sont bons pour vous et peuvent même vous aider à perdre du poids.

Les oméga-3 réduisent l'appétit

De plus, les oméga-3 peuvent vous aider à perdre du poids en diminuant votre appétit. Une étude de 2008 publiée dans la revue *Appetite* démontrait que des volontaires d'une étude sur la perte de poids qui ajoutaient des oméga-3 à leur alimentation étaient plus rassasiés et avaient moins faim après avoir mangé que ceux qui n'avaient pas pris de suppléments. Certains experts sont d'avis que les acides gras oméga-3 augmentent la sécrétion de

l'hormone appelée leptine (▶48). qui a comme fonction de réguler la satiété et l'appétit, et a possiblement un effet sur la température corporelle et les niveaux d'énergie. Des études réalisées sur des animaux et passées en revue dans un article publié en 1998 dans la revue *Nature* ont révélé que la prise de suppléments de leptine peut mener à une baisse de l'appétit et du poids. Or, rien ne confirme encore si ces études s'appliquent directement à des humains.

Les gens dont l'alimentation est composée d'une quantité suffisante d'acides gras oméga-3 éprouvent souvent moins de problèmes de glycémie et de cholestérol élevé, deux conditions qui vont à l'encontre des efforts de perte de poids.

Les oméga-3 sont des «acides gras essentiels»; le corps humain en a besoin pour fonctionner de façon optimale, mais il ne peut en produire. La différence entre les acides gras non saturés et les saturés se trouve dans la composition chimique de leurs molécules. Les acides gras non saturés ont une liaison double entre les atomes de carbone, alors que les acides gras saturés ont un atome d'hydrogène entre tous les atomes de carbone. Les catégories d'acides gras oméga-3 qui nous intéressent sont l'acide linolénique (ALA), l'acide docosahexanoïque (DHA), et l'acide eicosapentoanoïque (EPA). L'ALA est converti en EPA et en DHA pendant la digestion.

Comment ajouter des oméga-3 à votre alimentation

Plusieurs catégories d'aliments sont particulièrement riches en oméga-3. Les graines de lin sont l'une des meilleures sources d'acides gras oméga-3, soit environ 1,75 g par cuiller à soupe. Les noix de Grenoble et les graines de citrouille en contiennent aussi beaucoup.

Les produits du soja en sont une autre bonne source; les graines de soja en fournissent environ 1 g par 250 ml (1 tasse). Certains fruits et légumes en contiennent aussi: les fraises, les épinards, les haricots verts, le chou frisé, et le brocoli.

Plusieurs types de poisson – surtout les espèces grasses – sont riches en acides gras oméga-3. Le saumon et le maquereau en fournissent chacun 2 g par portion de 110 g (¼ de lb). Le hareng et le thon en fournissent chacun 1 g pour la même portion. Dans une moindre mesure, le flétan, les crevettes, l'huile de foie de morue et le saumon fumé en sont de bonnes sources.

Quelle quantité d'acides gras oméga-3 devriez-vous consommer quotidiennement? Il n'y a pas d'apport quotidien recommandé (AQR) d'oméga-3, or, les nutritionnistes recommandent généralement qu'une personne qui mange 2 000 calories par jour consomme environ 1 g d'oméga-3 par jour.

Consultez toujours une nutritionniste ou un médecin qui s'y connaît en la matière si vous prévoyez prendre des suppléments.

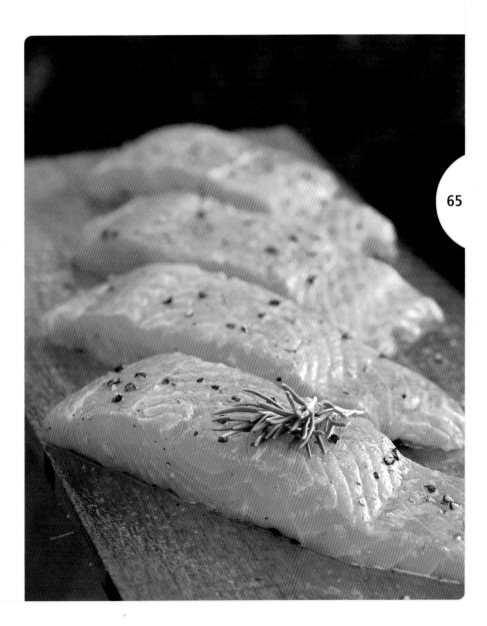

22 Un pamplemousse par jour pour faire fondre les kilos en trop

Mangez un pamplemousse par jour et faites fondre vos réserves de gras! Prenez un extrait de pamplemousse et mincissez du jour au lendemain! La fameuse «diète de pamplemousse» des années 1970 semble trop simple pour être vraie. Or, certaines preuves scientifiques démontrent que manger des pamplemousses peut contribuer à la perte de poids et à élever le métabolisme.

Manger des pamplemousses pour métaboliser le glucose

Faible en calories (la moitié d'un pamplemousse ne contient qu'environ 40 calories), le pamplemousse a été rapporté comme ayant la capacité d'abaisser les niveaux d'insuline du corps. Cette réduction a une incidence sur la métabolisation du glucose et peut contribuer à la perte de poids.

Une étude de 2006 publiée dans le *Journal of Medicinal Food* a mesuré les niveaux d'insuline après l'ingestion de glucose chez des personnes qui mangeaient des pamplemousses ou prenaient des extraits et celles qui avaient pris un placébo. Les résultats ont révélé que les consommateurs de pamplemousses présentaient un taux d'insuline d'après glucose beaucoup plus faible et les personnes du groupe pamplemousses avaient perdu plus de poids pendant l'étude de douze semaines. Les niveaux d'insuline réduits ont peut-être amené les participants qui avaient mangé un demi-pamplemousse avec leurs repas à perdre 1,4 kg (3 lb) en moyenne, selon une étude de 2006 financée par le Florida Department of Citrus.

La couleur des pamplemousses joue un rôle important. Les roses et les rouges contiennent plus d'antioxydants (▶ 55), qui préviennent l'altération cellulaire, et sont beaucoup plus efficaces que les blancs à abaisser les triglycérides (un type de gras qui se trouve dans le sang).

Faites le plein de fruits riches en fibres

Les pamplemousses sont riches aussi en pectine, un type de fibre soluble pouvant abaisser les niveaux de cholestérol sanguin. Les deux principaux types de fibres alimentaires sont les solubles et les non-solubles (▶ 28). Les fibres solubles s'accrochent aux acides gras dans l'estomac et ralentissent la vitesse à laquelle le sucre est absorbé par le système digestif. Elles peuvent aider à réduire à la fois le cholestérol total et le cholestérol LBD.

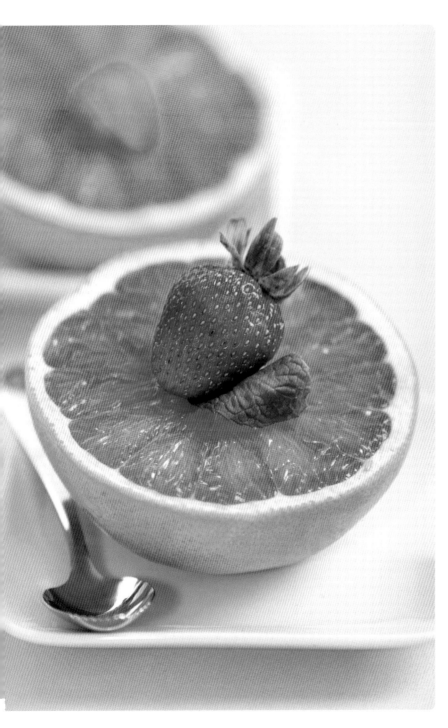

Les aliments riches en fibres doivent être mastiqués plus longtemps, donnant ainsi à votre corps le temps d'envoyer des signaux au cerveau indiquant que vous êtes rassasié. De plus, ils se digèrent plus lentement, donc vous vous sentez rassasié plus longtemps.

En fait de teneur en fibres, le pamplemousse ne comporte pas plus d'avantages que les oranges, les citrons ou les autres agrumes. Les oranges et les citrons sont riches en fibres, mais les pamplemousses contiennent plus de bioflavonoïdes. Bien que le pamplemousse soit bénéfique pour la plupart des gens qui suivent un régime, un article publié en 2008 dans l'*American Journal of Clinical Nutrition* met en garde contre les effets potentiellement dangereux des pamplemousses et de l'ingestion de médicaments sous ordonnance.

67

D'autres agrumes ne présentent pas les mêmes interactions adverses aux médicaments. Pour certaines personnes, donc, les oranges, limes et citrons peuvent s'avérer de bons substituts. Veillez tout de même à consulter un médecin avant de débuter un régime alimentaire, surtout si vous prenez des médicaments sous ordonnance.

23

Des aliments riches en calcium et en magnésium pour perdre du poids

Les gens dont l'alimentation est riche en calcium pèsent souvent moins – et perdent du poids plus facilement – que les gens dont l'apport en calcium est moins important. Une étude de 2005 auprès de personnes qui tentaient de perdre du poids, publiée dans *Obesity Research*, indiquait que les personnes évaluées qui consommaient au moins 1 200 mg de calcium laitier par jour brûlaient beaucoup plus de gras autour de leur taille que celles qui consommaient le même nombre de calories, mais moins de calcium. Les chercheurs de cette étude ont également constaté que le calcium avait un effet protecteur contre la perte de masse musculaire maigre, un important stimulant du métabolisme.

Une équipe de relais performante

Le magnésium, qui travaille conjointement avec le calcium, aide les muscles à se contracter et à se détendre. Le magnésium est vital à la production d'ATP (adénosine triphosphate), la forme de stockage d'énergie la plus fondamentale du corps. Il joue également un rôle prépondérant dans la transformation des gras et des glucides en énergie.

Le calcium et le magnésium forment l'une des principales «équipes de relais» du corps, travaillant en synergie à promouvoir la santé des os et des organes vitaux. Le calcium est un élément chimique essentiel à tous les organismes vivants. C'est également l'un des métaux (oui, c'est un métal) dont la teneur est la plus élevée chez de nombreuses espèces vivantes. Le calcium favorise les contractions du muscle cardiaque, tandis que le magnésium contrôle la relaxation entre les battements. Le magnésium contribue aussi à la solidité de vos os, aide les nerfs et les muscles à bien fonctionner. Il favorise aussi la santé cardiaque et celle du système immunitaire, stabilise la glycémie et la tension artérielle. Une carence en calcium et en magnésium peut avoir un effet dévastateur sur votre santé cardiaque, squelettique et musculaire.

Quelles sont les meilleures sources de calcium et de magnésium?

Les humains nécessitent trois fois plus de calcium que de magnésium, et le ratio de ces deux minéraux doit demeurer le même pour optimiser le fonctionnement du corps. L'apport quotidien recommandé en calcium pour un adulte est de 1 000 mg. Heureusement, la teneur en calcium de bon nombre d'aliments – principalement, des produits laitiers – est élevée.

Le lait, le yogourt et le fromage comptent parmi les meilleures sources. Les végétaliens peuvent obtenir leur calcium de légumes verts comme le chou frisé, le brocoli et les épinards, ainsi que des céréales et jus enrichis. Le tofu, certains poissons, et le pain enrichi en sont d'autres sources. Le calcium est un nutriment vital; des suppléments sont généralement recommandés lorsqu'il est impossible d'en obtenir suffisamment par l'alimentation.

Une femme adulte a besoin de 320 mg de magnésium par jour; un homme adulte en requiert 420 mg. Le magnésium se trouve dans certains poissons, comme le flétan, qui compte environ 90 mg de magnésium par portion de 85 g (3 oz). Les noix (amandes, cajous, etc.), les grains entiers et les légumes sont également riches en magnésium.

Lorsque la prise de suppléments est recommandée par un médecin, assurez-vous de bien lire l'étiquette. Le calcium combiné à la vitamine D peut agir plus efficacement que le calcium seul, car elle aide à l'absorption du calcium. Le magnésium chélaté

(un type de magnésium lié à des acides aminés) est parfois absorbé et utilisé plus facilement par le corps. Un supplément combiné de calcium et de magnésium aide à ce que vous absorbiez ces deux nutriments essentiels en quantités relatives. Or, si votre alimentation comporte suffisamment d'aliments riches en magnésium, la prise d'un supplément peut être superflue. Des quantités excessives de magnésium peuvent avoir des effets indésirables, y compris la faiblesse musculaire et l'hypotension artérielle.

24

Brûlez plus de calories que vous n'en consommez grâce à des aliments à calories négatives

Une calorie est une unité de chaleur. Lorsqu'on parle de nourriture, une calorie est une énergie alimentaire. Lorsqu'ils sont digérés, les aliments fournissent au corps de l'énergie. Tous les aliments renferment des calories, mais les «aliments à calories négatives» nécessitent plus d'énergie (calories) à digérer que ce qu'ils fournissent. Par exemple, une branche de céleri cru compte dix calories. Or, comme il vous faut vingt calories pour la mastiquer et la digérer, vous avez une longueur d'avance de dix calories. Ce type d'aliment peut, bien sûr, vous aider à perdre du poids.

Mangez des légumes pour créer un déficit calorique

Comme il faut s'y attendre, la plupart des aliments qui entrent dans cette catégorie de «calories négatives» sont les légumes et les fruits. Les fruits et légumes non transformés, avec leur pulpe, leur peau et leurs fibres prennent plus de temps à être convertis que les aliments sucrés qui sont digérés et absorbés rapidement.

Les asperges, brocoli, laitue, épinards, courgettes et haricots verts, par exemple, sont faibles en calories et leur digestion exige beaucoup d'énergie. Les asperges contiennent un glucide (inuline) qui n'est digéré qu'une fois arrivé dans le gros intestin.

Plusieurs fruits, y compris pommes, petits fruits, pamplemousses, melons et ananas, s'inscrivent dans des catégories semblables.

Est-il avisé de consommer uniquement des aliments à calories négatives? La réponse est non. Le corps a besoin de protéines, d'un peu de gras, pour fonctionner normalement. Un apport insuffisant de protéines peut être particulièrement désastreux si on veut élever son métabolisme, les protéines étant l'une des meilleures composantes de base pour multiplier ses tissus musculaires (▶17) – et plus de muscles peut se traduire par un métabolisme au repos plus élevé.

À noter: «calories négatives» ne signifie pas «calories vides», comme les bonbons, les biscuits et les beignes, qui n'ont presque aucune valeur nutritive et renferment beaucoup de gras et de sucre.

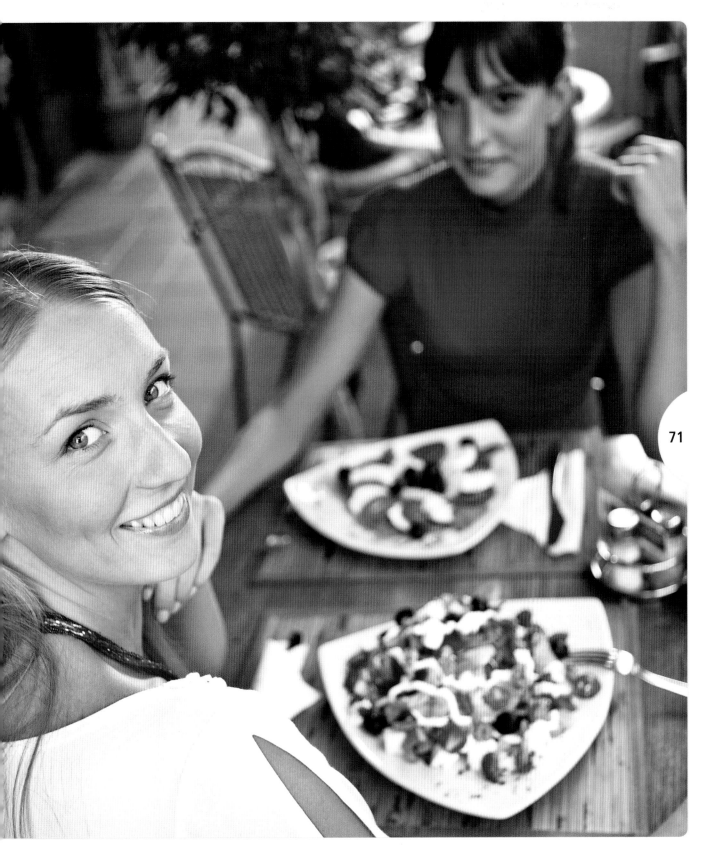

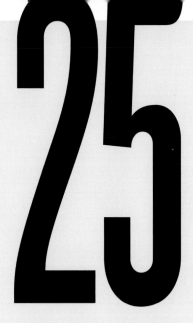

Restreignez graduellement vos calories pour stimuler votre métabolisme

«Lentement et sûrement» est l'approche à privilégier lors d'une perte de poids. Méfiez-vous d'une chute soudaine de votre apport en calories; ceci devrait se faire graduellement.

Comme 450 g (1 lb) équivaut à environ 3 500 calories, si vous souhaitez perdre 450 g (1 lb) par semaine, vous devrez retrancher environ 250 à 500 calories par jour, selon votre activité physique. Réduisez graduellement le nombre de calories que vous consommez jusqu'à ce que vous ayez atteint le nombre ciblé. La façon la plus saine d'y arriver est de réduire votre apport de 250 calories et d'augmenter votre dépense calorique de 250 calories, par l'exercice.

Les régimes de famine ne font que ralentir le métabolisme

Éviter de fournir à votre corps le carburant dont il a besoin ralentit votre métabolisme au lieu de l'accélérer. Supposons que votre corps a l'habitude de fonctionner avec 2 500 calories par jour. Si vous réduisez ce nombre à 1 000 calories, il doit s'ajuster afin que vous puissiez fonctionner avec une quantité moindre de carburant. En d'autres mots, votre métabolisme ralentit afin de maximiser chacun des nutriments qu'il tire de la petite quantité d'aliments que vous lui fournissez.

Sans carburant, les protéines des tissus musculaires sont converties en glucose dans le but de fournir de l'énergie au corps. Une masse musculaire réduite brûle moins de calories lorsque le corps est au repos. Les muscles étant des tissus métaboliquement actifs, moins de muscles se traduit par un métabolisme plus lent.

Comment déterminer le nombre de calories à consommer chaque jour afin de perdre du poids et maximiser la combustion des graisses? Le nombre précis de calories dont une personne a besoin est déterminé par son sexe, sa taille, son âge, son poids et son activité physique quotidienne. Pour maximiser la combustion des graisses en diminuant les calories, utilisez la formule de la page 13 pour calculer le nombre de calories qu'il vous faut en fonction de votre morphologie. Déterminez votre TMB (taux métabolique basal), ajoutez-y le nombre de calories que vous dépensez chaque jour par l'exercice et, ensuite,

pour vous accorder une petite zone
«tampon», ajoutez environ 200 calories
par jour. Soustrayez environ 500 calories
ou, si vous souhaitez perdre moins de
450 g (1 lb) par semaine, divisez le
nombre total de calories que vous
voudriez perdre en une semaine, et
divisez le résultat par sept pour obtenir
le nombre quotidien. Ne laissez
jamais votre apport calorique
quotidien passer sous la barre
des 1 200 calories sans consulter
un médecin.

Cette approche lente et méthodique
vous permettra d'éviter la chute de
votre métabolisme, qui s'accélérera
plutôt au fur et à mesure que vous
perdrez du poids et vous mettrez
à l'exercice régulièrement.

Souvenez-vous: le calcul des calories
n'est pas une science exacte et
personne ne perd du poids de la
même façon. Efforcez-vous de faire
de bons choix et évitez de faire
une fixation sur chaque calorie.

26

Dormez bien et mangez tôt pour brûler des graisses

Commencer la journée avec un déjeuner santé est l'une des meilleures façons de survolter votre métabolisme et de donner le coup d'envoi à une journée de dépense accélérée des graisses et des calories. Après une nuit de repos et de sommeil (et, pour la plupart d'entre nous, sans nourriture), votre métabolisme fonctionne au ralenti. Le taux métabolique chute pendant le sommeil parce que le corps est au repos et ne requiert pas autant d'énergie que lorsque vous êtes éveillé et en mouvement.

Un article paru en 2006 dans le *British Journal of Nutrition* révélait que le taux métabolique pendant le sommeil variait entre 82 % et 93 % du TMB, selon le groupe d'âge (les enfants ont le taux métabolique le plus bas pendant leur sommeil). Prendre un bon petit-déjeuner copieux en début de journée enclenche votre métabolisme après une nuit de sommeil.

Sauter le petit-déjeuner conduit à des collations malsaines

Des études ont démontré que les gens qui sautent le petit-déjeuner consomment plus de calories pendant le jour que ceux qui prennent un petit-déjeuner santé. Bien des gens pensent qu'ils n'ont pas le temps de petit-déjeuner. Or, un repas léger et nourrissant ne nécessite que quelques minutes de préparation. Si vous n'avez pas faim au réveil, stimulez votre appétit par de l'exercice, et limitez les collations de fin de soirée et les repas lourds en soirée.

En sautant le petit-déjeuner, vous risquez d'avoir faim, d'être fatigué et léthargique à l'heure du café. À ce moment-là, vous serez tenté par les gâteries plutôt que par des aliments bons pour la santé. Lorsque vous avez faim, votre instinct vous incite à chercher des aliments qui vous fourniront rapidement de l'énergie et élèveront votre glycémie, comme les collations riches en glucides ou les boissons gazeuses sucrées. Ces solutions rapides ne réussiront pas à vous combler ou à vous donner de l'énergie pendant une longue période; elles ne feront que vous remplir de calories vides.

Dormez bien pour perdre du poids

Une bonne nuit de sommeil peut aussi donner un coup de pouce à votre métabolisme. Des chercheurs de

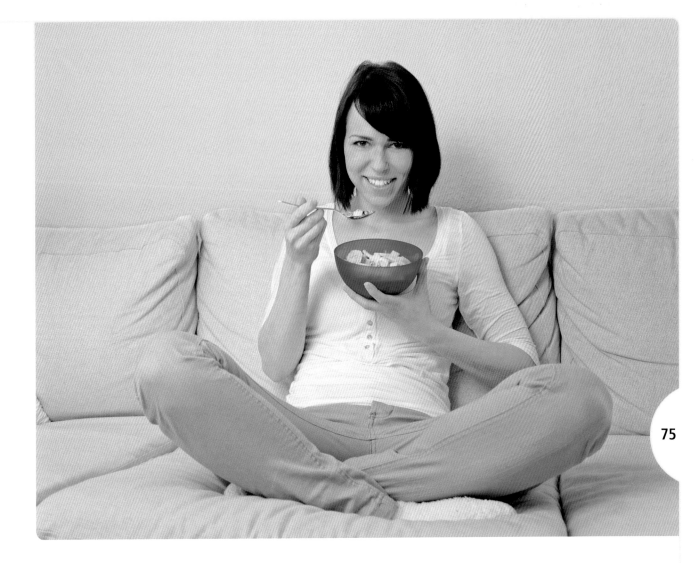

l'Université Stanford et de l'Université de Chicago ont constaté que la privation de sommeil est peut-être liée à l'obésité. Dans le cas de l'étude de Chicago, les participants étaient limités à quatre heures de sommeil pendant des nuits consécutives. À l'issue de l'essai, il a été constaté qu'ils affichaient un taux plus faible de leptine, une hormone coupe-faim (▶ **48**), et un taux plus élevé de ghréline, une hormone qui déclenche la faim. Les participants avaient plus d'appétit, surtout pour des aliments sucrés. Cette étude a permis de constater que les personnes qui avaient dormi moins de huit heures en moyenne pesaient davantage que celles qui avaient dormi suffisamment.

Les adultes ont habituellement besoin de sept à neuf heures de sommeil par nuit. Donc, pour assurer le bon fonctionnement de votre métabolisme, essayez de dormir au moins sept heures par nuit. Vous vous protégerez aussi contre les montées de pression et de glycémie (▶ **84**).

21

Mangez du gruau pour couper votre faim et accélérer votre métabolisme

L'avoine avec lequel le gruau est fait est un grain entier qui comporte ses trois composantes: l'endosperme, le son et le germe. Les grains raffinés ont subi un broyage qui leur retire leur son et leur germe. Les grains entiers sont des glucides complexes et se digèrent plus lentement que les glucides simples (comme le glucose et le fructose). L'une des meilleures sources de gruau est le müesli, une céréale suédoise faite d'avoine crue.

Stimulez votre métabolisme avec un petit-déjeuner riche en fibres

De nombreuses études, comme celle dont il est question dans un article de 2004 du *Journal of the American Medical Association*, ont démontré les bienfaits d'aliments favorables au métabolisme, comme le gruau, qui sont bons pour le cœur et ont un indice glycémique faible (▶16).

Les aliments à indice glycémique faible risquent moins de faire monter en flèche la glycémie que ceux à l'indice glycémique élevé. Une portion de gruau contient 5 g de fibres et seulement 75 calories (à moins que vous y ajoutiez du sucre et du lait). Si vous prenez un petit-déjeuner riche en fibres, vous risquez moins de vous laisser tenter par les beignes à la pause-café (▶17).

S'offrir un petit-déjeuner nutritif est l'un des meilleurs moyens d'accélérer votre métabolisme (▶26). Comme le rapporte une étude de 2001 publiée dans *Nutrition Today*, bien qu'un bol de vos céréales sucrées préférées semble vous donner de l'énergie, le gruau comporte beaucoup plus d'avantages pour la santé.

Des protéines et des grains entiers pour de l'énergie durable

Le gruau contient aussi 5 g de protéines par portion ce qui fournit une énergie durable qui peut servir à fabriquer des muscles. Accroître la quantité de tissus musculaires est l'une des meilleures façons d'élever le métabolisme; à cette fin, d'ailleurs, les experts suggèrent de consommer des protéines à chaque repas. Les protéines peuvent aussi aider à réguler la quantité d'aliments que vous consommez et votre sensation de satiété.

Les céréales du matin enrichies de protéines, surtout le gruau, sont un bon choix. Les gruaux ne sont pas tous égaux, cependant. Les gruaux entiers sont censés avoir les plus grands bienfaits pour la santé car ils sont très peu transformés. L'avoine des gruaux instantanés a été concassée davantage pour en accélérer la cuisson; ce processus en augmente l'indice glycémique et en réduit les bienfaits pour la santé. Certains gruaux instantanés aromatisés (surtout ceux qui renferment du sucre ou étiquetés «crémeux») renferment parfois deux fois plus de calories que le gruau ordinaire, les bienfaits en moins.

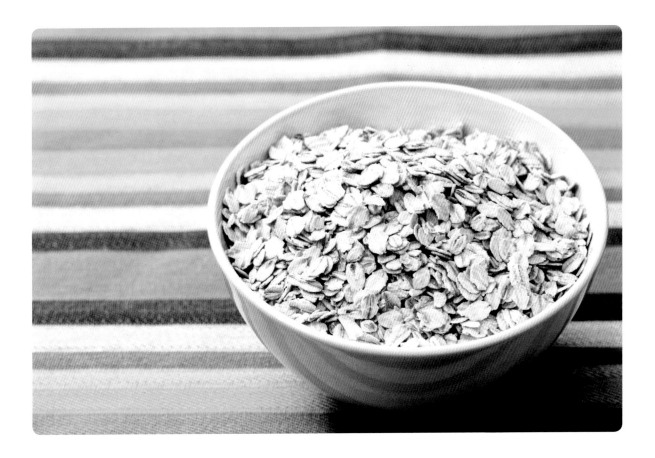

28

Perdez du poids grâce aux fibres

Les aliments riches en fibres peuvent faciliter la perte de poids en prolongeant votre sensation de satiété. Selon une étude de 2008 publiée dans le *Journal of the American Dietetic Association*, les personnes minces consomment de façon constante plus de fibres que les personnes qui ont un surplus de poids. Une comparaison de l'alimentation de gens en surpoids et obèses et celle de gens de poids normal a permis de constater que les gens au taux de gras corporel plus élevé avaient une alimentation moins riche en fibres.

Les fibres sont un aliment d'autorégulation pour la perte de poids

Les aliments qui contiennent des fibres ont tendance à être fibreux; il faut donc les mastiquer plus longtemps, ce qui donne à votre cerveau la chance de reconnaître que vous êtes presque rassasié.

Digérer les aliments riches en fibres nécessite plus d'énergie

Le taux métabolique augmente après un repas riche en fibres, en partie à cause du travail supplémentaire du corps pour le digérer. Les glucides simples sont, en comparaison, faciles à digérer et, à ce titre, ne poussent pas votre métabolisme à travailler plus fort. Les glucides complexes, comme ceux que renferment les grains entiers, se décomposent plus lentement que les glucides simples, alors que les glucides complexes riches en fibres se digèrent encore plus lentement (▶ 16).

De plus, l'énergie est dégagée plus lentement et continuellement pendant la digestion d'aliments riches en fibres. Par conséquent, votre glycémie demeure plus stable que lorsque vous mangez, par intermittence, des aliments pauvres en fibres et à teneur élevée en sucre. Une glycémie constante peut se traduire par un besoin moins grand de collations et un niveau d'énergie soutenu.

Les bonnes sources de fibres

Les fibres sont excellentes pour tous ceux qui tentent de perdre du poids et d'élever leur métabolisme. La plupart des experts suggèrent que les adultes en consomment entre 20 et 30 g (1 oz) par jour. Les fèves et les lentilles comptent parmi les meilleures sources; les pois chiches renferment également du calcium et du magnésium, des stimulants pour le métabolisme. Les autres bonnes sources comprennent le brocoli, les grains tels que le sarrasin et le bulgur, le maïs, la bette à cardes et le chou frisé, les pois et les ignames (avec la pelure).

De nombreux fruits sont aussi riches en fibres. Les poires, les figues, les pommes et les mûres en contiennent entre 4 et 8 g par 250 ml (1 tasse). Le son, le blé et, bien sûr, les céréales enrichies de fibres contiennent une généreuse quantité de fibres alimentaires. Comme toujours, lisez bien l'étiquette. Évitez d'ajouter trop rapidement plus de fibres à votre alimentation: vous risquez d'être ballonné, d'avoir des crampes et des flatulences. Augmentez graduellement votre consommation de fibres au cours de plusieurs semaines pour donner à votre corps la chance de s'adapter.

Les fibres solubles et non solubles

Règle générale, les fibres proviennent des parties d'une plante indigestibles par les humains. Les fibres alimentaires se divisent en deux catégories: les solubles et les non-solubles. Les fibres non solubles aident vos aliments à se déplacer à travers votre tube digestif. Les fibres solubles aident à abaisser les taux de cholestérol et peuvent réguler la glycémie.

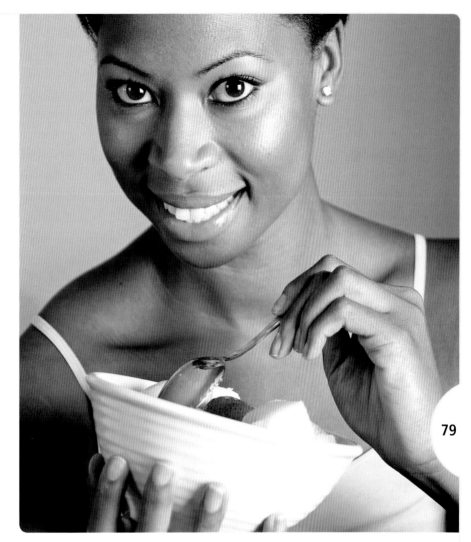

Les fibres vous aident aussi à perdre du poids en vous incitant à boire beaucoup d'eau (▶**37-38**). Par leur nature, les fibres gonflent dans les intestins. Si vous prenez des suppléments de fibres alimentaires ou mangez des aliments très fibreux, buvez beaucoup d'eau pour permettre aux fibres de faire leur travail.

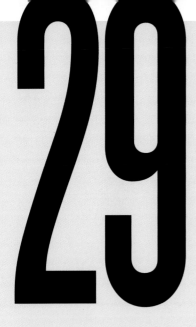

Modifiez votre alimentation pour vivifier votre métabolisme

Secouez votre métabolisme et sortez de votre routine de perte de poids en modifiant votre apport calorique. Parfois, manger quelques calories de plus par jour – temporairement – est bénéfique, car votre métabolisme est stimulé et passe à une vitesse supérieure. Vous pouvez ensuite le ralentir après quelques jours pour secouer à nouveau votre système.

Essayez de changer votre alimentation de façon à ce que, pendant quelques jours, plus de calories proviennent de protéines (▶17) – votre métabolisme en sera ragaillardi.

Songez aussi à remplacer certains aliments par d'autres. Si vous en avez assez de la laitue et des carottes, remplacez-les par du brocoli et des tomates. De nouveaux aliments nutritifs peuvent faire renaître votre intérêt à perdre du poids, tout en mettant votre corps au défi d'emboîter le pas.

Mettez votre corps au défi

Pourquoi plafonnons-nous lorsque nous perdons du poids? Lorsque vous perdez du poids, votre TMB, ou votre taux métabolique basal (voir p. 13), baisse d'autant. Prenons une femme de trente-cinq ans pesant 68 kg (150 lb) au TMB de 1 444. Si elle perd 4,5 kg (10 lb) avant son prochain anniversaire, son nouveau TMB sera de 1 400. Cette femme plus mince aura dorénavant besoin d'une quantité réduite de calories pour maintenir son nouveau poids. Si l'apport calorique ne change pas, la perte de poids peut stagner périodiquement.

Notre corps peut devenir paresseux lorsqu'il n'est pas mis au défi. Bien que l'exercice quotidien et une alimentation saine soient des moyens infaillibles de perdre du poids et de stimuler le métabolisme, le corps est un maître de l'adaptation. Si vous soulevez toujours le même poids chaque jour, vous cesserez bientôt d'obtenir des résultats. Il en va de même pour l'apport calorique.

Sortez de votre routine

L'un des moyens efficaces de vous sortir du creux consiste à monter la barre de votre entraînement. Vous entraîner plus longtemps et plus vigoureusement, ou modifier le type d'exercice, peut vous stimuler émotionnellement et physiquement à accroître votre énergie et stimuler votre métabolisme.

Bon nombre d'études illustrent que lorsque vous vous êtes adapté à une forme d'exercice en particulier, celui-ci n'est plus efficace pour augmenter votre masse musculaire comme il l'était au début. D'autres études soulignent que les gens perdent un peu d'intérêt lorsqu'ils refont le même exercice chaque jour. Donc, faites du jogging au lieu du vélo stationnaire au gym, ou essayez un entraînement par intervalles pour survolter votre métabolisme et réactiver votre programme (▶ 8).

Si vous avez perdu beaucoup de poids rapidement en suivant un régime très hypocalorique (déconseillé), votre métabolisme peut avoir été réprimé à un point tel que perdre encore plus de poids devient difficile. Vous devez alors l'amener à un niveau supérieur en augmentant lentement votre apport calorique plus près de votre TMB (voir p. 13). Vous constaterez peut-être une légère prise de poids au début, mais pendant que votre métabolisme s'ajuste, vous pouvez graduellement réduire les quantités d'aliments que vous ingérez pour compenser et ainsi perdre lentement du poids, tout en maintenant un métabolisme élevé.

À différents moments de notre vie, nos besoins caloriques changent. Si vous êtes forcé à la sédentarité – pour vous rétablir d'une blessure, par exemple –, il vous faudra moins de calories que lorsque vous étiez plus actif. Si un changement d'emploi exige que vous soyez debout pendant des heures, vos besoins caloriques vont augmenter. En cas de doute, utilisez les formules à la page 13 pour déterminer le nombre approximatif de calories nécessaire au maintien de votre poids puis, combien en retrancher pour perdre du poids.

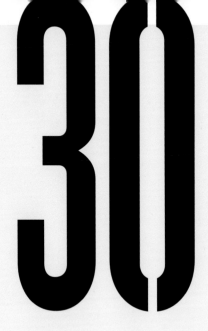

30

Mangez des fruits entiers au lieu de boire des jus

Votre métabolisme sera stimulé davantage si vous mangez des fruits entiers; ceux-ci nécessitent beaucoup plus de calories pour les digérer.

Les jus sont partiellement décomposés, donc leur digestion requiert très peu d'énergie. De plus, le sucre qu'ils contiennent ne procure qu'une brève poussée métabolique. À l'opposé, les fruits et les légumes entiers riches en nutriments doivent être décomposés par les processus digestifs du corps sur une certaine période, ce qui nécessite plus d'énergie et de calories.

Une pomme par jour pour perdre les kilos en trop

Plusieurs fruits, dont les pommes, contiennent des produits chimiques appelés «polyphénols». Ces antioxydants renferment des propriétés antiobésité qui peuvent aider à la perte de poids, selon le *Journal of Personalized and Systems Medicine*. Ces extraits de fruits peuvent aussi abaisser les taux de cholestérol sanguin et de glucose. Les fruits entiers se classent aussi parmi les taux faibles de l'indice glycémique.

Mis à part les calories brûlées pendant leur digestion, les fruits entiers contiennent souvent moins de calories que leurs équivalents liquides. Un verre de jus de pomme renferme environ 120 calories et aucune fibre; à l'opposé, une pomme de taille moyenne ne compte que 80 calories et fournit tout près de 4 g de fibres provenant de la pelure et de la pulpe. Évidemment, vous consacrez plus de temps et d'énergie à manger une pomme qu'à en boire le jus. De plus, les fibres de la pomme vous rassasieront davantage (▶ **28**).

Optez pour des fruits faibles en calories, riches en fibres

Un verre de 250 ml (1 tasse) de jus de raisin, par exemple, compte environ 155 calories, alors que la même quantité de jus de pamplemousse n'en compte que 90. Les fruits séchés sont riches en fibres, mais renferment plus de calories que des fruits frais entiers. Ainsi, 60 ml (¼ de tasse) de raisins secs comporte 60 calories de plus qu'une pomme. Une portion de 100 g (3,5 oz) d'abricots séchés vous fournit 8 g de fibres, mais presque 240 calories, soit cinq fois plus que des abricots frais. Pour ceux qui désirent stimuler leur métabolisme,

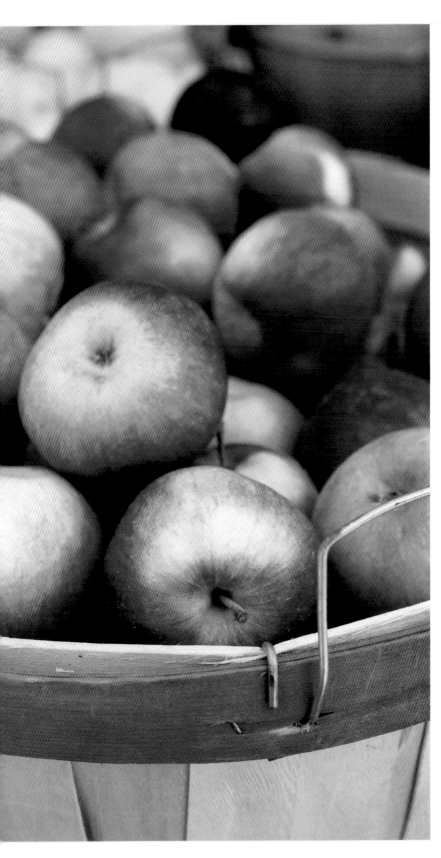

les framboises fraîches sont idéales:
250 ml (1 tasse) fournit plus de 8 g
de fibres, mais seulement 6 calories.

Indéniablement, les jus de fruits
ou de légumes sont un choix santé
préférable aux boissons gazeuses.
Mais dans la plupart des cas, les
fruits entiers fourniront un survoltage
métabolique supérieur aux jus.

83

31

À la soupe! Pour faire fondre les kilos en trop

Il y a de grands avantages pour le métabolisme de commencer un repas avec un liquide (▶ 38). Or, rien n'oblige à ce que ce liquide soit de l'eau. Commencer un repas en buvant un consommé peut avoir le même effet de suppression de l'appétit que de boire un grand verre d'eau avant de manger. Pour tirer le maximum de bienfaits, attendez de 15 à 20 minutes avant de passer au prochain service.

Des études, comme celle publiée en 2007 dans un article de *Appetite*, démontrent que le fait de commencer un repas avec une soupe peut entraîner une consommation de 20 % de calories de moins pendant tout un repas. Dans le cadre d'une étude menée à l'Université de l'État de la Pennsylvanie, les gens qui commençaient leur repas avec une soupe consommaient environ 100 calories de moins.

Une autre étude publiée en 2005 dans un article de *Physiology & Behavior* prétend que les soupes engendrent une très grande sensation de satiété; faire d'une soupe tout un repas peut vous combler sans excès de calories. Les soupes aux légumes faibles en sodium (environ 70 calories par portion) et le bouillon de poulet sans gras (40 calories par portion) font de bons choix si vous voulez perdre du poids. Les minestrones aux haricots noirs sans pâtes comptent environ 125 calories par portion, et elles regorgent de fibres, tandis que les digérer nécessite un grand nombre de calories (▶ 28).

Quelles sont les meilleures soupes pour élever votre métabolisme?

Si vous visez à élever votre métabolisme, songez à manger de bons gras, y compris les acides gras oméga-3 (▶ 21), plutôt que, par exemple, des chaudrées de palourdes, pleines de crème et d'autres gras saturés.

Dans les années 1980, la soupe au chou s'était taillée une place de choix comme aide diététique. Or, une alimentation composée exclusivement de soupe au chou ne peut être entreprise que pendant environ une journée ou deux, tout au plus.

Les soupes épicées fournissent les bienfaits de stimulation du métabolisme, soit la «thermogenèse» (▶19).
Selon un article publié en 2006 dans *Physiology & Behavior*, les aliments épicés génèrent de la chaleur qui permet au corps de brûler des gras pendant plusieurs heures après un repas. Pour obtenir les mêmes bienfaits thermiques, vous pouvez ajouter du piquant à vos soupes avec de la sauce Worcestershire, du poivre de cayenne, du gingembre ou de la moutarde forte.

Les régimes à base de soupe au poulet donnent d'étonnants résultats en fait de perte de poids, pourvu que le régime ne dure que quelque temps. Faible en gras et riche en nutriments, en protéines et en liquide, une petite portion de soupe au poulet peut vous aider à vous sentir rassasié et nourri, et moins enclin à manger un repas lourd de calories par la suite.

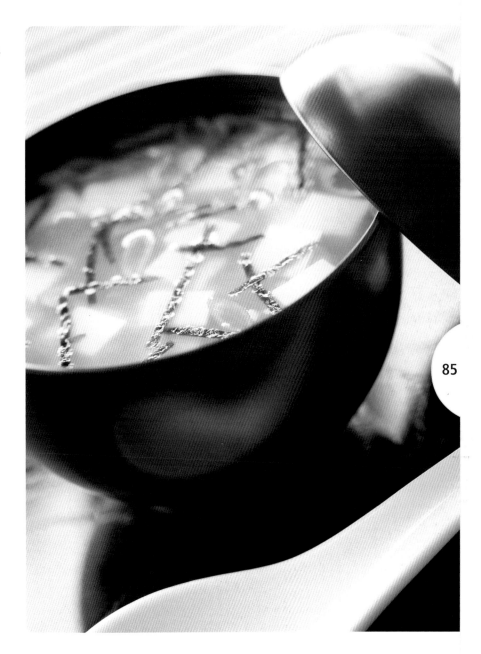

32

Un petit-déjeuner copieux pour brûler des calories la journée durant

Ne commencez pas votre journée l'estomac vide. «Lorsque les gens sautent le petit-déjeuner, explique le chercheur du U.S. Department of Agriculture, Shanthy Bowman, Ph. D., ils consomment plus de calories au cours de la journée, et nous savons qu'ils compensent en mangeant des aliments sucrés et très gras.»

Votre repas du matin stimule votre métabolisme après qu'il a été au ralenti pendant la nuit, et ce premier apport de calories est ce qui donne le ton à votre journée (▶ 28). Si vous êtes tenté de sauter le petit-déjeuner et d'attendre jusqu'au midi pour manger, vous empêchez votre métabolisme de brûler plus de calories à une vitesse accrue toute la matinée. Les personnes évaluées

avaient constaté des changements nuisibles à leur métabolisme.

Survoltez votre métabolisme le matin

Or, «petit-déjeuner» ne signifie pas se gaver de beignes ou de croissants jambon-fromage-béchamel chaque jour. Le secret d'un métabolisme élevé la journée durant est de faire des choix santé à l'heure du petit-déjeuner. La première chose à faire le matin est de boire un grand verre d'eau pour vous réhydrater après une nuit de sommeil et pour vous aider à ne pas trop manger (▶ 38). Buvez un verre d'eau avant de commencer à préparer votre petit-déjeuner et prévoyez manger environ dix à quinze minutes plus tard.

Les céréales, l'aliment classique du petit-déjeuner, peuvent stimuler votre métabolisme et accélérer votre perte de poids, surtout s'il s'agit de bonnes céréales. Un bol de gruau d'avoine épointée (▶ 27) est l'une des meilleures façons de commencer la journée du bon pied. Il contient 160 calories par portion, 3 g de gras, 8 g de fibres et 6 g de protéines. Cette céréale peut vous soutenir tout le matin, en alimentant vos muscles.

Un bol de céréales froides peut faire l'affaire, pourvu qu'elles soient riches en fibres, faites de grains entiers (▶ 21-28), et faibles en sodium et en sucre. Assurez-vous de les consommer avec du lait sans gras pour bénéficier de calcium et d'acides aminés (▶ 18-23). Les rôties, muffins anglais et bagels de blé entier renferment des glucides complexes qui se digèrent lentement et vous donnent de l'énergie pendant toute la matinée.

Les produits laitiers: des protéines pour les muscles

La plupart des yogourts nature comptent environ 100 calories par portion de 225 g (8 oz) et fournissent environ 5 g de protéines pour développer les muscles. Le yogourt est aussi une excellente source de calcium (▶ **23**). Optez pour les variétés qui contiennent des cultures actives ou des probiotiques, qui favorisent la digestion et vous permettent de tirer le maximum des aliments que vous consommez.

Remplacez le yogourt aromatisé et sucré par du yogourt nature agrémenté d'une poignée de framboises, riches en fibres, mais faibles en calories (▶ **30**). Saupoudrez votre yogourt d'un peu de germe de blé pour obtenir tous les bienfaits des grains entiers et des protéines.

Les œufs ont souvent mauvaise presse (on pense cholestérol). Rétablissons les faits: en plus de faire partie d'un petit-déjeuner nourrissant et faible en calories, ils sont aussi une excellente source de protéines. Un œuf dur, poché ou brouillé fournit environ 6 g de protéines et seulement 90 calories.

Qu'en est-il du café ou du thé? Des études, comme celle mentionnée dans un article de 1998 du *Journal of Applied Physiology*, confirment ce que la plupart de nous savons fort bien: la caféine du café et du thé peut stimuler votre métabolisme le matin (▶ **40**). Et si vous préférez le thé vert, vous stimulerez votre métabolisme et brûlerez du gras à la même occasion (▶ **39**).

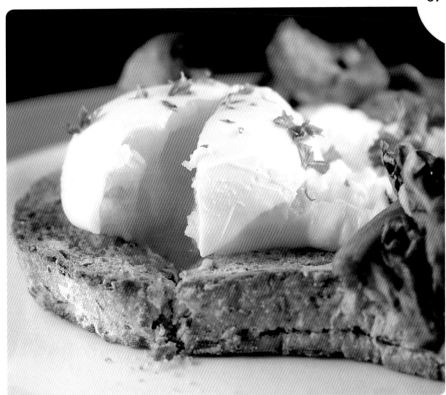

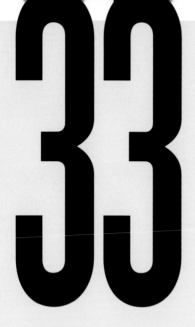

33 Midi coup-de-fouet pour un métabolisme élevé

S'offrir un repas lourd et élevé en calories au milieu de la journée peut entraîner un «coup de barre» quelques heures plus tard. Si vous avez pris un petit-déjeuner santé nourrissant (▶ 32), un lunch léger pourrait suffire à maintenir le bon fonctionnement de votre métabolisme.

Avant d'entamer votre repas, buvez un grand verre d'eau, pour vous réhydrater et prévenir les signes de soif qui prennent des allures de faim (▶ 38). Prenez bien le temps de manger – manger lentement (▶ 68) permet à votre corps de communiquer au cerveau qu'il est rassasié; vous risquez moins de trop manger. Mangez lentement environ la moitié de votre repas et buvez un autre verre d'eau. Si vous avez encore faim après environ quinze minutes,

mangez une moitié de la moitié qui reste et ajustez le tir; vous constaterez peut-être que vous n'avez plus faim.

Visez la verdure

Une salade comme repas du midi est un excellent choix. Laissez-vous guider par la teinte du vert: les feuilles vert foncé comme celles d'une romaine ou des épinards sont de meilleures sources d'antioxydants, d'acide folique et d'autres nutriments que l'anémique laitue iceberg.

Si le buffet à salades abonde de garnitures, évitez les miettes de bacon et les croûtons; préférez des légumes ou des fruits riches en antioxydants qui stimulent le système immunitaire (p. ex., les tomates) et les fibres (▶ 24-28). Les asperges, le brocoli, la laitue,

les épinards, les courgettes et les haricots verts, entre autres, sont faibles en calories et nécessitent quantité d'énergie à digérer. Si vous préférez, choisissez une salade de fruits avec une poignée de fraises (50 calories, 3 g de fibres) et 125 ml (½ tasse) de cottage (fromage blanc) sans gras (100 calories et 14 g de protéines).

N'arrosez pas votre salade d'une tonne de vinaigrette. Deux cuillers à soupe de sauce à salade du commerce peuvent ajouter de 150 à 200 calories – en grande partie du gras saturé – à votre salade minceur. Les vinaigrettes faites de vinaigre de vin rouge ou blanc semblent réduire la glycémie chez certaines personnes (surtout les diabétiques).

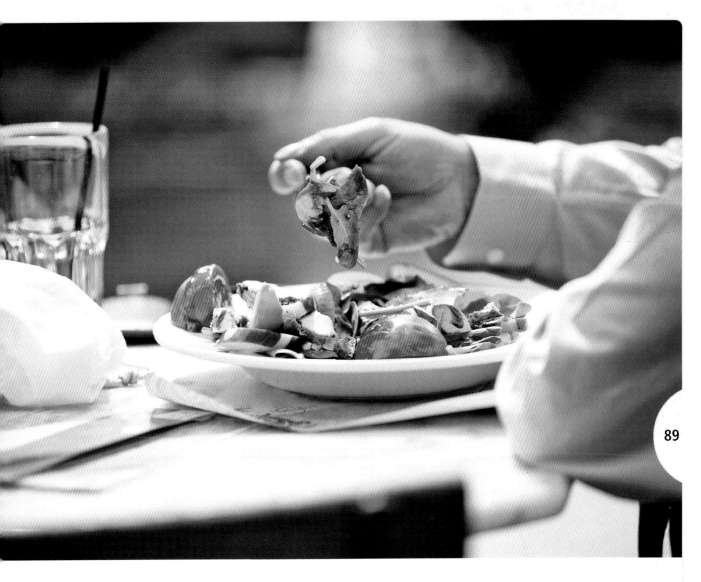

Renflouez votre métabolisme par l'ajout de protéines le midi

Évitez le hamburger gras, optez plutôt pour un sandwich composé de viande maigre. La digestion des protéines nécessite plus d'énergie – et plus de calories – que celle des glucides et des gras (▶17). L'énergie supplémentaire que votre corps doit dépenser pour digérer les protéines accélère temporairement le taux métabolique. Les protéines aident à prolonger la sensation de satiété et, donc, à vous éviter de grignoter entre les repas.

Une portion de 85 g (3 oz) de dindon transformé maigre renferme environ 80 calories, 1 g de gras et 14 g de protéines. Une portion maigre de surlonge de bœuf compte environ deux fois plus de calories (160) et de protéines (25 g), et renferme beaucoup plus de gras (5 g). Une portion de 60 g (2 oz) de fromage ajoute environ 230 calories et 20 g de gras. Les pains foncés complets sont un excellent choix. Riches en fibres, ces glucides complexes prennent plus de temps à digérer.

34

Les collations idéales pour attiser le métabolisme

Certains experts sont d'avis qu'il est préférable de manger cinq petits repas par jour, ou trois repas et deux bonnes collations, plutôt que trois gros repas par jour.

Comme le précise la D^re Melissa Dawahare, de Tempe, en Arizona: «Manger cinq petits repas par jour permet d'éviter les variations brusques de la glycémie et de l'insuline. En plus de permettre d'éviter les symptômes d'hypoglycémie, de plus petits repas aident à diminuer l'état de manque et les sautes d'humeur. Ces repas moins copieux vous aident aussi à moins manger à l'heure des repas.»

Grignotez sagement pour perdre du poids

Combien de calories votre collation du milieu de l'après-midi devrait-elle comporter si vous essayez de perdre du poids et d'élever votre métabolisme? Le nombre varie en fonction de la taille, du poids et du programme d'exercices de chaque personne. Or, une personne ordinaire qui consomme environ 1 500 calories par jour devrait perdre environ 450 g (1 lb) par semaine.

En divisant 1 500 par cinq (trois repas et deux collations), vous obtenez environ 300 calories par repas ou collation. La plupart du temps, le repas du matin compte moins de calories que celui du soir; vous pouvez donc compter environ 200 calories par collation. Les collations riches en protéines et en

fibres peuvent en fait aider à réduire les calories et à stimuler le métabolisme.

Avant n'importe quelle collation, assurez-vous de boire un grand verre d'eau. La plupart d'entre nous confondons facilement faim et soif. Si vous avez encore faim quinze minutes après avoir bu (soit plus de deux heures après avoir mangé), il se peut que vous ayez réellement faim.

Les collations qui marient fibres et protéines

Pour un vrai coup de pouce métabolique, garnissez un bol de salsa épicée d'une petite portion de fromage faible en gras, râpé. Les propriétés thermogéniques d'une salsa épicée fraîche élèvent le métabolisme (▶ 19) ; le fromage, pour sa part, ajoute des protéines et des acides aminés pour augmenter la masse musculaire. Trempez des tranches de poivron vert ou des bâtonnets de céleri dans la salsa, plutôt que des croustilles de maïs.

Choisissez une collation qui combine des légumes et des protéines pour développer les muscles. Une branche de céleri et 1 c. à soupe de beurre d'arachides comptent environ 100 calories, 8 g de gras, 1 g de fibres, et 4 g de protéines. Réduisez la teneur en gras de cette collation en utilisant du beurre d'arachides faible en gras, et augmentez les fibres et les protéines en saupoudrant un peu de germe de blé.

Un gruau aromatisé instantané auquel vous ajoutez de la rhubarbe, des fraises ou des bleuets cuits constitue un goûter chaud et réconfortant.

Une soupe comme goûter stimulant pour le métabolisme

Les soupes comblent vite ce petit creux (▶ 31), sans un excès de calories, comme le démontre une étude publiée en 2005 dans un article de *Physiology & Behavior*. Le bouillon de poulet compte environ 40 calories par 250 ml (1 tasse); ajoutez-y une poignée de tranches de carotte ou d'oignon vert, ou des pois pour l'agrémenter, sans ajouter au nombre de calories.

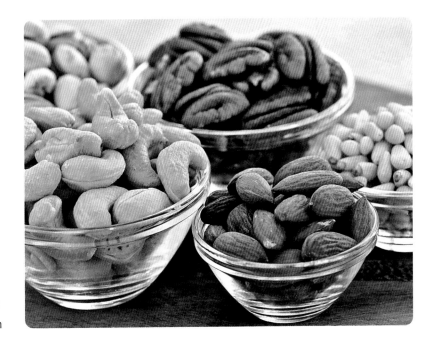

Évitez simplement les crèmes, ou celles qui ont des pâtes blanches, qui ajoutent des calories et du gras.

S'il vous faut une collation vite faite et métabolisante, essayez les mélanges montagnards. Mélangez, en quantités égales, des noix de Grenoble (▶ 21), des amandes et des canneberges séchées. Ajoutez de petites quantités d'autres fruits séchés, des graines de tournesol et quelques pépites de chocolat. Une petite poignée vous fournira environ 200 calories et une bonne dose d'énergie durable.

Avec un peu de prévoyance et de planification, les collations n'ont pas à détruire vos objectifs. Au contraire, des collations santé consommées en petite quantité au cours de la journée peuvent aider à freiner votre appétit et accélérer votre métabolisme, tout en alimentant votre niveau d'énergie.

91

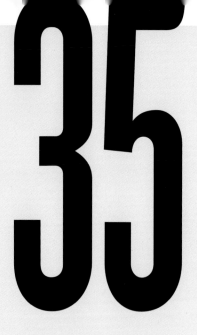

Vous mangez tard?
Mangez léger

Pour plusieurs, le repas du soir s'apparente à un événement social; c'est aussi l'occasion d'accumuler des kilos en trop. Au lieu de prendre votre repas le plus copieux en soirée, mangez plus léger et votre métabolisme en bénéficiera.

Moins manger en approchant de l'heure du coucher tombe sous le sens: physiologiquement, dormir exige de vous moins d'énergie que vos activités quotidiennes. Or, dans le cadre d'une étude des habitudes alimentaires, John de Castro, Ph. D., directeur du département de psychologie de l'Université du Texas à El Paso, a révélé qu'en moyenne les gens consomment 42 % de leurs calories quotidiennes au repas du soir et après.

Prévoyez manger ce dernier repas au moins deux à trois heures avant d'aller au lit. Mangez léger... vous dormirez mieux. Dans un article du *Bulletin of European Shift Work Topics*, tout porte à croire que manger un repas copieux peut retarder le sommeil, et l'on sait que le manque de sommeil est lié à l'obésité, comme l'ont documenté des chercheurs de l'Université Stanford et de l'Université de Chicago en 2004 (▶ **26**).

Des repas faibles en calories et stimulants pour le métabolisme

Le repas par excellence pour élever le métabolisme combine des protéines (pour les muscles), des gras santé (pour la métabolisation du taux de sucre sanguin), et des glucides complexes (pour fournir au corps des nutriments à forte intensité énergétique). Essayez de créer des repas qui combinent tous ces éléments et portez attention au nombre de calories et à la taille des portions.

Une portion de 85 g (3 oz) de saumon, par exemple, compte environ 175 calories, 19 g de protéines et beaucoup d'acides gras oméga-3 (▶ **21**). Une portion équivalente d'un bifteck de surlonge maigre compte environ le même nombre de calories, un peu moins de protéines, mais pas d'oméga-3. Par conséquent, un repas composé d'une portion de saumon cuit au four ou grillé, de 250 ml (1 tasse) de brocoli cuit à la vapeur et de 125 ml (½ tasse) de riz brun, est nutritif et répond en tout point aux attributs d'un repas stimulant pour le métabolisme.

Variez votre source de protéines pour garder vos repas intéressants: porc maigre, poulet, dindon, bœuf et poisson, font d'excellents choix. Un poulet rôti sans peau procure environ 100 calories par portion de 85 g (3 oz), alors que le nombre de calories d'un hamburger ordinaire s'élève à 430 calories (avec le pain).

Les végétariens devraient inclure des sources de protéines comme des lentilles cuites (230 calories, 18 g de protéines, 15 g de fibres par portion) ou de fèves de soja (375 calories, 33 g de protéines, 10 g de fibres par portion). Le tofu (70 calories, 6 g de protéines par portion) est un excellent ingrédient principal pour un sauté végétalien, à combiner à des légumes faibles en calories et nutritifs comme des courgettes, carottes, chou ou asperges.

Vous pouvez aussi y ajouter des glucides complexes: patates douces cuites au four,

riz brun, ou pain complet. Les patates douces comportent un indice glycémique plus bas que les pommes de terre, elles risquent moins de faire monter en flèche votre glycémie. Elles sont aussi faibles en calories (environ 100 par patate moyenne), riches en fibres (4 g), et sont une excellente source de potassium (550 mg).

À la place de beurre ou de crème sure, accompagnez votre patate d'une salsa épicée – jalapeño, habanero et autres piments forts peuvent élever votre métabolisme en augmentant votre température corporelle (▶ 19). Or, les mets épicés peuvent aussi causer des brûlures d'estomac chez certains. Si c'est votre cas, consommez-les plus tôt dans la journée.

Buvez de l'eau plutôt que du vin en soirée

Bien qu'un verre de vin puisse être tentant, il renferme beaucoup de calories, soit entre 80 et 100 pour 125 ml (½ tasse), deux fois plus pour le porto; d'autres boissons alcoolisées en comportent encore plus (▶ 80).
De plus, l'alcool peut ralentir la vitesse à laquelle vous métabolisez les gras.

Boire un grand verre d'eau avant de commencer à manger peut freiner l'appétit et vous aider à limiter les quantités (▶ 38). Or, de grandes quantités de liquide bues avant d'aller au lit peuvent aussi se traduire par plusieurs visites nocturnes à la salle de bains; Buvez surtout au début de votre repas.

36

Des desserts non néfastes pour votre métabolisme

Il n'existe aucune raison physiologique de consommer des calories supplémentaires juste avant d'aller au lit; votre corps nécessite moins de calories pendant le sommeil. Une tasse relaxante d'un thé décaféiné vous prépare mieux à aller au lit qu'un digestif et un morceau de gâteau au chocolat.

Elaine Magee, M.Ph., l'experte des recettes de la WebMD Weight Loss Clinic, affirme: «Si vous avez l'habitude de terminer votre repas avec un dessert, essayez de vous limiter à une mini portion; les premières bouchées sont toujours les meilleures de toute façon. Des experts expliquent qu'une petite portion a plus de chances de vous rassasier; prenez tout le temps pour savourer chaque bouchée que vous accompagnerez d'un café ou d'un thé chaud.» Un seul morceau de chocolat noir, par exemple, ne contient qu'environ trente calories et peut sans doute suffire à combler votre faiblesse pour les sucreries.

Les fruits comme dessert nutritif et à calories négatives

Pensez à manger un fruit frais ou surgelé comme gâterie de fin de repas. Certains fruits, dont les pommes, les petits fruits, les melons et l'ananas, s'inscrivent dans la catégorie des calories «négatives», ce qui signifie que leur digestion brûle plus de calories qu'ils n'en fournissent (▶24). Une belle assiette d'un assortiment de petits fruits, servie accompagnée d'un yogourt sans gras, est appétissante pour les yeux et pour la taille.

L'ananas contient des enzymes comme la bromelaïne qui facilite la digestion. Ou, si c'est plutôt un dessert froid et crémeux qui vous tente, bon nombre de sorbets aux fruits tout naturels ne comptent qu'environ 100 calories par portion, et ils sont sans gras, mais délicieux et satisfaisants.

Les cakes aux légumes et aux fruits – courgettes, citrouille, canneberges, banane – sont à la fois appétissants et un choix santé. Une tranche d'un cake aux courgettes contient environ 190 calories, et, s'il est fait de farine complète, il comporte aussi des bienfaits associés aux glucides complexes. Un cake aux canneberges compte environ 170 calories, soit environ la moitié d'une tranche de gâteau au fromage, et renferme aussi des antioxydants.

Les noix composent souvent la dernière partie d'un repas. Nos grands-parents, par exemple, en servaient comme gâterie de fin de repas. Des recherches ont démontré qu'il s'agissait d'un choix santé. Les noix renferment des protéines et des acides gras oméga-3. Vous pouvez même agrémenter les noix de Grenoble et les amandes d'un filet de miel, ou les saupoudrer de cassonade et de cannelle avant de les faire rôtir.

Une bouchée de gâteau ne vous fera pas grossir. Or, nous sommes nombreux à manquer de volonté et une tranche de gâteau au chocolat peut contenir au moins 250 calories. Faites preuve de bon sens en choisissant votre dessert de façon à ne pas regretter votre choix le lendemain matin.

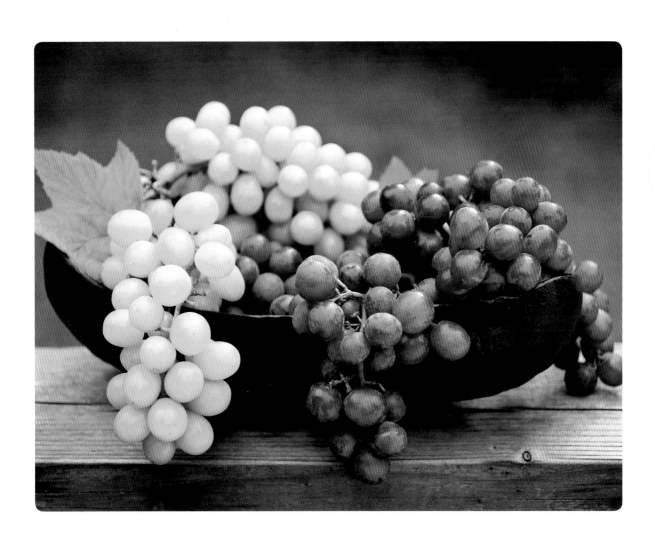

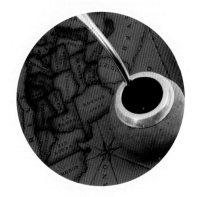
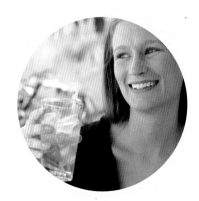
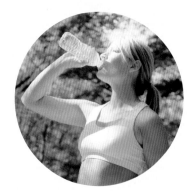
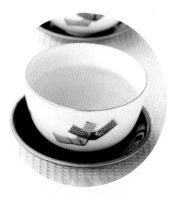
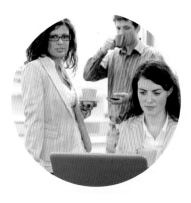

3ᴱ PARTIE

À la bonne vôtre!
Des boissons salutaires
pour votre métabolisme

37 Buvez de l'eau pour augmenter votre taux métabolique

Boire quelques verres d'eau de plus chaque jour peut stimuler votre métabolisme. Une recherche menée en 2003 à l'Université de Utah a démontré que la déshydratation ralentit le métabolisme. Une autre étude de 2003, rapportée dans le *Journal of Clinical Endocrinology & Metabolism*, a révélé que 30 minutes après avoir bu deux verres d'eau, les personnes évaluées présentaient une hausse d'environ 30 % de leur taux métabolique. Curieusement, l'élévation du métabolisme chez les hommes de l'étude avait augmenté leur capacité à brûler les gras, tandis que chez les femmes, c'est la décomposition des glucides qui était plus importante.

L'eau est essentielle à la vie. Le corps humain est composé d'environ 60 % d'eau. Boire de l'eau avant de manger agit comme coupe-faim et vous remplit (▶38). L'eau facilite aussi le passage des aliments à travers le système, aide à la décomposition des particules d'aliments, favorise l'absorption des nutriments et aide le corps à éliminer les déchets.

Quelle quantité est recommandée?

Comment savoir si vous buvez assez d'eau? Le premier signe de déshydratation est la soif. Or, lorsque vous réalisez que vous avez soif ou que vous avez la bouche pâteuse, vous êtes déjà un peu déshydraté. Règle générale, il faut en boire au moins huit verres de 250 ml (8 oz) par jour, et un verre de plus pour chaque demi-heure d'exercice. L'eau fraîche semble donner les meilleurs résultats si vous visez une perte de poids parce que le corps brûle des calories pour chauffer l'eau pour qu'elle atteigne la température corporelle (▶38).

Environ 25 % de votre consommation quotidienne d'eau provient de vos aliments: concombres, aubergines, tomates, fruits à noyau et agrumes contiennent tous beaucoup d'eau. Votre urine devrait avoir la teinte d'une limonade pâle; de l'urine foncée signale une carence en eau.

Au nombre des autres symptômes de déshydratation, notons les articulations douloureuses, maux de tête, constipation et étourdissements. Évitez ces symptômes en buvant de l'eau régulièrement pendant la journée et profitez des autres bienfaits qu'elle apporte.

Qu'en est-il d'autres boissons?

Vous pouvez aussi ajouter à votre apport quotidien les autres boissons que vous buvez. Or, lorsque vous buvez pour augmenter votre métabolisme et perdre du poids, n'oubliez pas que toutes les boissons ne sont pas identiques. Consommez les boissons gazeuses et les jus qui contiennent du sucre et des calories avec parcimonie. Le café et le thé caféinés sont des diurétiques qui peuvent en fait déshydrater le corps en lui faisant éliminer ses liquides.

Buvez un verre d'eau avec votre café du matin. L'alcool peut aussi avoir un effet déshydratant, en plus de compter beaucoup de calories, deux facteurs qui ralentissent le métabolisme plutôt que de l'accélérer (▶ 80). L'eau devrait être votre premier choix de boisson.

Gardez à l'esprit, cependant, qu'il est possible de boire trop d'eau. Votre consommation d'eau doit être équilibrée avec du sel et autres électrolytes. L'hyponatrémie, un déséquilibre qui se produit lorsque la concentration de sel dans le sang est trop diluée par trop d'eau, se produit rarement mais peut être fatale. Si vous n'avez pas l'habitude de boire beaucoup d'eau, augmentez graduellement votre consommation jusqu'à votre niveau optimal.

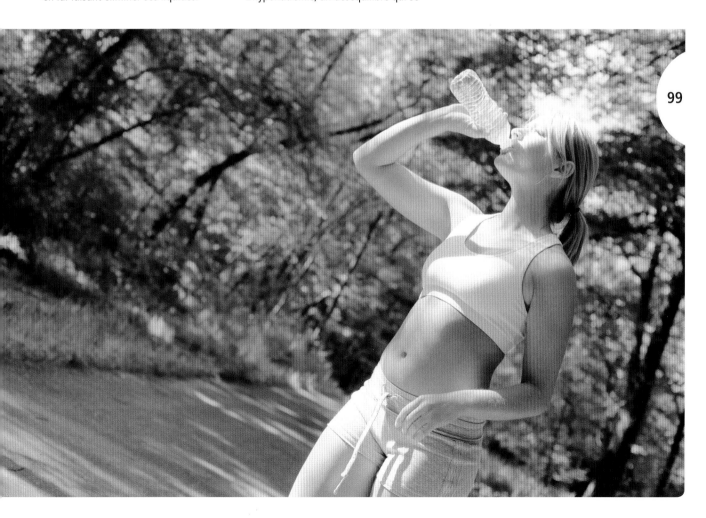

38

Faites le plein sans prendre de l'ampleur

Buvez abondamment, sans ingérer de calories. Un article publié en 2007 dans la revue *Obesity* confirme que la consommation d'une boisson avant un repas peut réduire considérablement la quantité d'aliments consommés, surtout dans le cas d'adultes plus âgés dont le taux métabolique est plus faible.

Augmentez votre métabolisme et perdez du poids en buvant de l'eau

Une étude menée par la D^{re} Brenda Davy, professeure agrégée du département de Human Nutrition, Foods, and Exercise de Virginia Tech a révélé que les personnes qui buvaient de l'eau avant un repas mangeaient environ 75 calories de moins. À la fin d'une année, ceci peut équivaloir à 6,4 kg (14 lb). Selon la D^{re} Melina

Jampolis, experte en nutrition et condition physique de CNNhealth.com, le Dr Davy a aussi observé que les gens qui buvaient deux verres d'eau de 20 à 30 minutes avant chaque repas perdaient plus de poids plus rapidement que ceux qui n'en buvaient pas.

Une étude effectuée au *Franz-Volhard Clinical Research Center* a révélé que peu après avoir bu ½ litre (2 tasses) d'eau, les personnes évaluées ont vu leur taux métabolique augmenter de 30 %. Les chercheurs ont calculé qu'en buvant simplement 1,5 litre (6 tasses) d'eau par jour pendant un an, vous brûlerez 17 400 calories et perdrez environ 2,2 kg (5 lb). Curieusement, l'étude révélait que jusqu'à 40 % des calories supplémentaires qui avaient été brûlées étaient le résultat des

efforts du corps pour chauffer l'eau froide. Lorsque votre corps est soumis à de grands écarts de température, il doit faire un plus grand effort pour maintenir votre taux métabolique (▶13). Par conséquent, boire de l'eau froide avant un repas constitue un doublé pour stimuler votre métabolisme.

Avez-vous vraiment faim ou avez-vous plutôt soif?

La faim et la soif peuvent facilement être confondues. Si vous pensez que vous avez faim mais que vous avez mangé il y a moins de deux heures, il y a fort à parier que vous avez soif. En fait, si c'est le cas, votre corps est déjà légèrement déshydraté. Au lieu de prendre une collation, buvez un verre d'eau et attendez dix minutes pour voir si vous avez encore faim.

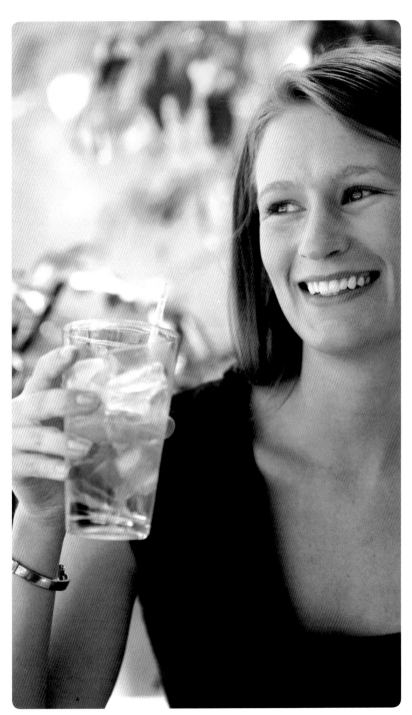

Lorsque vous mangez, votre corps relâche des protéines qui envoient des messages à votre cerveau vous demandant de cesser de manger. Étant donné qu'il faut environ vingt minutes pour que la sensation de satiété s'installe, il est facile de trop manger si vous ne portez pas attention aux indicateurs de satiété.

Boire un verre d'eau avant de manger accélère la sensation de satiété, sans ajouter une seule calorie car l'eau parvient à votre estomac plus rapidement et le remplit. Lorsque vous réussissez à calmer ces crampes de la faim, vous êtes en mesure de faire des choix sensés quant à la taille de vos portions. La prochaine fois que vous mangerez au restaurant, buvez un verre d'eau avant de regarder le menu: vous éviterez d'avoir les yeux plus grands que la panse.

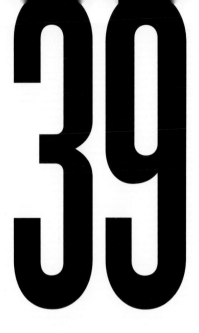

Le thé vert, efficace pour brûler des graisses

Est-il possible qu'une simple tasse de thé vert le matin puisse métaboliser les gras? De nombreuses recherches le laissent entendre. Elles ont en effet démontré que le thé vert empêche les cellules adipeuses de grossir et de se multiplier. Le thé vert inhibe aussi les enzymes qui jouent un rôle dans le stockage des graisses, et favorise les enzymes impliqués dans le processus d'oxydation des graisses, une combinaison gagnante pour ceux qui veulent brûler des graisses sans trop d'effort. Or, si vous buvez du thé vert et faites de l'exercice, vous constaterez peut-être un effet plus important.

Une étude de 2005 a démontré que les hommes qui buvaient du thé enrichi d'un extrait de thé vert présentaient une diminution importante de leurs indicateurs d'obésité, y compris leur IMC et le gras abdominal. Le Dr Nagao Tomonori et ses collègues de Kao Corporation, au Japon, ont mené un essai de petite envergure pour tenter de voir si le thé vert pouvait vraiment brûler les graisses. Au cours d'une période de douze semaines, les personnes évaluées ont bu ou du thé vert ou du thé oolong en soirée. Le thé vert était enrichi de 690 mg de catéchines (des antioxydants présents dans le thé vert ainsi que dans certains cacaos). Le thé oolong qui servait d'élément de «contrôle» en contenait seulement 22 mg. À l'issue de l'étude, les hommes qui avaient consommé du thé vert affichaient un niveau de gras 7,5 % plus faible que leurs collègues du groupe témoin. Leur poids moyen avait diminué de 1,5 % et leur tour de taille de 2 %.

Qu'est-ce qui se cache derrière les bienfaits du thé vert pour le métabolisme?

D'autres études, comme celle qui a été publiée dans un article de 1999 dans l'*American Journal of Clinical Nutrition*, prétendent que le thé vert peut faire monter le taux métabolique, car il fait travailler le corps plus fort et dépenser plus d'énergie. Cette augmentation pourrait être tributaire de la caféine dans le thé vert: il peut en contenir jusqu'à 50 mg par tasse. Le café, pour sa part, en compte entre 80 et 180 mg par tasse.

Pour la personne qui tente de stimuler son métabolisme, la caféine comporte certains avantages(▶ 40). Mais si vous surveillez votre consommation de caféine, tournez-vous vers le thé vert décaféiné qui, selon des études, comporte les mêmes bienfaits, y compris celui d'élever le métabolisme.

Une étude menée en 1999 par le Dr A. G. Dulloo de l'Université de Genève, démontrait, cependant, que l'antioxydant épigallocatéchine gallate (EGCG) – plutôt que la caféine – serait responsable de la stimulation notable du métabolisme. Le thé vert contient de plus grandes quantités d'antioxydants que d'autres types de thé parce que ses feuilles, contrairement à celles des thés noirs, ne sont pas fermentées. L'étude du Dr Dulloo a comparé les effets du thé vert à ceux d'autres thés caféinés. Les résultats ont démontré que les personnes qui consommaient 90 mg d'EGCG avaient constaté une poussée d'énergie, alors que les sujets témoins qui avaient ingéré la même quantité de caféine (d'autres sources), n'avaient pas bénéficié des mêmes effets métaboliques.

Le Tang Center for Herball Medical Research de l'Université de Chicago avait également étudié les effets des épigallocatéchines du thé vert et avait découvert que la consommation de thé vert comportait des bienfaits additionnels pour la santé chez les gens qui désiraient perdre du poids. En particulier, il avait contribué à diminuer les niveaux de glucose (sucres), de lipides (gras) et de cholestérol.

Le Linus Pauling Institute rapporte que l'effet du thé vert sur la perte de poids «semble être tributaire de l'augmentation de l'oxydation des graisses et de la thermogenèse», ou l'énergie requise pour produire de la chaleur qui n'est pas liée au métabolisme de repos ou à l'activité physique (▶19).

Quelle quantité est recommandée?

Il n'existe aucun apport quotidien recommandé (AQR) pour le thé vert, et les opinions à ce sujet sont très diversifiées. Certaines sources affirment que 10 tasses par jour comportent plus de bienfaits pour la santé que 3 tasses par jour, d'autres avancent que 3 à 4 tasses sont une quantité sécuritaire. Une étude effectuée à Hong Kong a révélé que 3 tasses de thé vert par jour abaissent considérablement les niveaux de cholestérol et de triglycérides dans le sang. Les triglycérides sont le type de gras le plus commun que renferme votre corps et sont dérivés du gras des aliments que vous mangez; ils peuvent aussi être fabriqués par le corps à partir des glucides. La plupart des calories dont vos tissus ne se servent pas immédiatement sont converties en triglycérides qui sont transportés vers les cellules adipeuses où ils sont stockés.

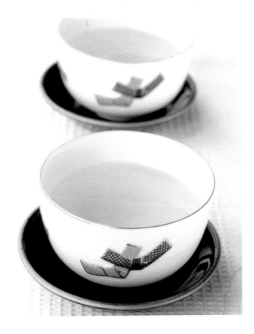

Vous pouvez tirer parti des bienfaits du thé vert sans en boire avec un extrait de thé vert en capsules ou en liquide. Il est aussi ajouté à une variété d'aliments et de boissons, y compris yogourt, crème glacée, boissons énergisantes, et même certaines céréales du matin.

Plusieurs affections peuvent faire obstacle à la consommation de thé vert. Par exemple, il peut diminuer les effets des médicaments de chimiothérapie, et peut aussi modifier l'action de médicaments comme le lithium, l'adénosine et les agents bêta-bloquants dans votre système. Il peut aussi neutraliser certains médicaments comme l'éphédrine et plusieurs médicaments contre la toux et le rhume. Vérifiez toujours auprès de votre médecin ou votre spécialiste avant de prendre des suppléments, surtout si vous prenez des médicaments.

103

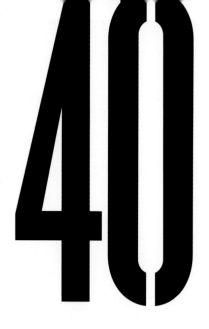

Survoltez votre métabolisme avec de la caféine

Des études démontrent que le café, en plus de vous réveiller et de vous éclaircir les idées lorsque vous éprouvez une panne d'énergie, démarre votre métabolisme et brûle les graisses. La grande force du café est, bien sûr, la caféine qu'il contient. Comme le démontre une étude menée auprès de jeunes hommes en santé, et rapportée dans l'*American Journal of Clinical Nutrition* en 2004: «L'ingestion de caféine augmentait la dépense énergétique de 13 % et doublait le renouvellement des lipides.»

Même si vous n'êtes pas un buveur de café, vous pouvez tout de même profiter des vertus de combustion des graisses d'autres boissons caféinées (▶ **39,41**). Une étude publiée dans le *Journal of Nutrition* a révélé que les personnes évaluées qui consommaient du thé oolong concentré témoignaient d'une combustion des graisses plus élevée de 12 % après avoir bu le thé, comparativement à celles qui avaient bu de l'eau.

La caféine peut-elle améliorer votre performance physique?
Une étude réalisée par Robert Motl, professeur en santé communautaire de l'Université de l'Illinois – également cycliste de compétition –, révèle que la caféine peut alléger la douleur de l'exercice. De plus, une étude publiée dans le *Journal of Applied Physiology* a établi que la consommation de caféine pourrait augmenter l'endurance pendant un entraînement.

La caféine stimule le système nerveux central. Les stimulants appartiennent à une catégorie de médicaments qui accélèrent temporairement la fréquence cardiaque, la température du corps et votre vivacité. Parce que la caféine traverse la barrière sanguine et du cerveau, elle peut améliorer votre forme mentale et physique. L'effet dure habituellement jusqu'à ce que la caféine soit entièrement métabolisée, soit quelques heures. Voilà pourquoi certains athlètes boivent une boisson caféinée avant leur entraînement.

La caféine est naturellement présente dans une variété de plantes, fèves et noix. Bien que le café et le thé soient les sources les mieux connues de caféine, bon nombre de boissons énergisantes et gazeuses, de chocolats et de crèmes glacées aromatisées en contiennent. La tolérance à la caféine diffère d'un individu à l'autre. Pour certains, 1 ou 2 tasses de café par jour suffisent, alors que d'autres requièrent de grandes quantités de cola ou de café pour sentir la même poussée d'énergie ou contrer les effets secondaires résultant de la privation de caféine. Si vous utilisez la caféine pour donner un coup de pouce à vos exercices, il est préférable de la consommer tout de suite avant un entraînement et d'éviter d'y recourir régulièrement afin de maintenir une sensibilité élevée à la caféine.

Les effets secondaires de la caféine

Parce que la caféine agit comme un stimulant du système nerveux central, elle est définie comme un médicament. Et, comme bien des médicaments, elle crée l'accoutumance. Votre corps s'habitue à un certain apport quotidien de caféine; ses effets peuvent diminuer et il se peut que vous ayez à boire plus de thé ou de café pour obtenir les mêmes effets stimulants.

Consommée avec excès, la caféine peut avoir des effets indésirables, tels maux de tête, membres tremblotants ou agités, agitation, modification de la tension artérielle, battements irréguliers et troubles du sommeil. Une ingestion de plus de 500 à 600 mg de caféine par jour a été associée à des maux de tête. Avant de consommer de la caféine si vous êtes enceinte ou souffrez d'une maladie pour laquelle la caféine est contre-indiquée (p. ex., reflux gastrœsophagien pathologique, hypertension ou ulcères), parlez-en d'abord à votre médecin ou à un spécialiste.

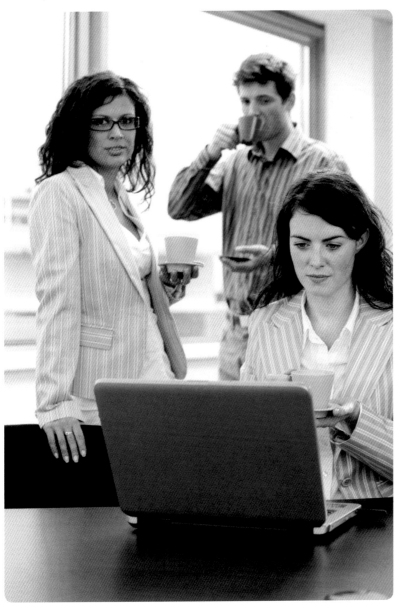

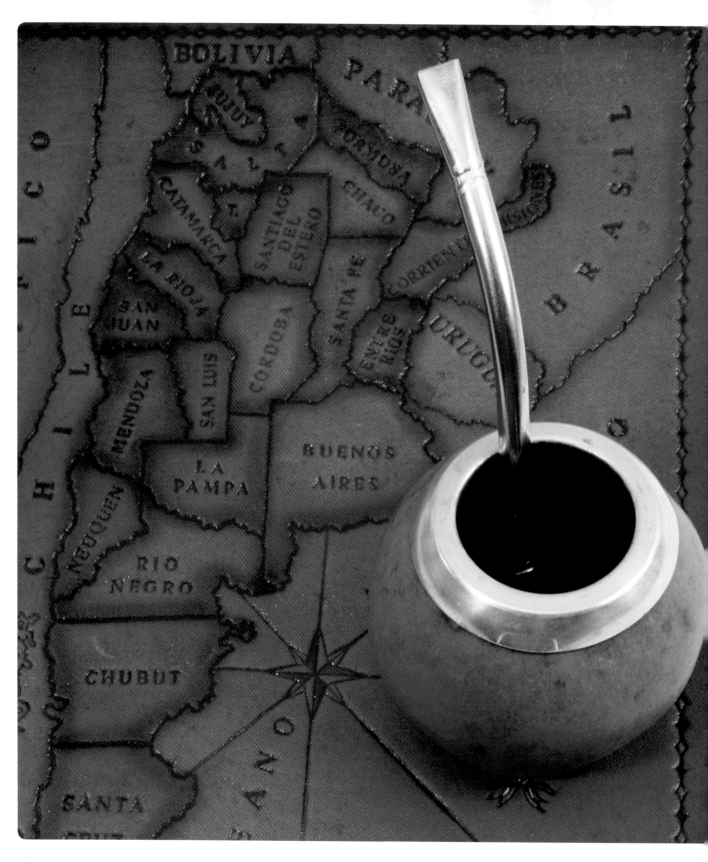

41

Donnez un petit coup de pouce à votre métabolisme: offrez-vous un maté

Café et thé vous sont défendus? Les Sud-Américains tirent parti des bienfaits et de la stimulation métabolique que leur procure une boisson appelée «maté». Une étude de 2005 publiée dans la revue *Economic Botany* a démontré que certaines personnes sensibles à la caféine toléraient mieux les boissons à base de maté que le chocolat ou le café.

Évitez les effets secondaires de la caféine

Une infusion faite à partir de feuilles de la plante *yerba mate*, le maté tire ses propriétés stimulantes pour le métabolisme des xanthines présentes dans le thé. Les xanthines sont des composés chimiques alcaloïdes présents dans la nature. Le thé maté contient une petite quantité de caféine, mais moins que le café ou le thé noir; il contient plutôt une substance semblable appelée «matéine». Chez la plupart des gens, la matéine agit comme un stimulant et fournit de l'énergie, sans les effets indésirables communément associés au café ou au thé noir. De plus, le maté agit comme coupe-faim. On estime qu'une tasse de thé maté renferme environ l'équivalent de 50 mg de caféine, soit autant que le thé vert (▶**39**).

D'autres bienfaits du maté pour le métabolisme

Tout comme le thé vert, le thé maté comporte de nombreux autres bienfaits pour le métabolisme. En 2005, une étude de vingt-cinq matés différents a été menée à l'Université de l'Illinois, révélant que leur teneur en antioxydants était «plus élevée que celle du thé vert». De plus, le yerba maté comporte jusqu'à «90 % plus de nutriments avantageux pour le métabolisme que le thé vert».

Une étude de 1999 publiée dans *Phytomedicine* prétend que le maté a des propriétés thermogéniques (▶**19**). Le maté semble augmenter la combustion des graisses pour les mêmes raisons. Une étude de 2007 publiée dans la revue *Planta Medica* a révélé que le maté peut contribuer à réduire le «mauvais» cholestérol (LBD) et à augmenter le «bon» cholestérol (LHD). D'autres études doivent cependant être menées pour confirmer l'innocuité du maté, son efficacité, et pour trouver le meilleur «dosage» avec le moins d'effets indésirables. Jusqu'à avis contraire, en boire avec modération est la meilleure approche.

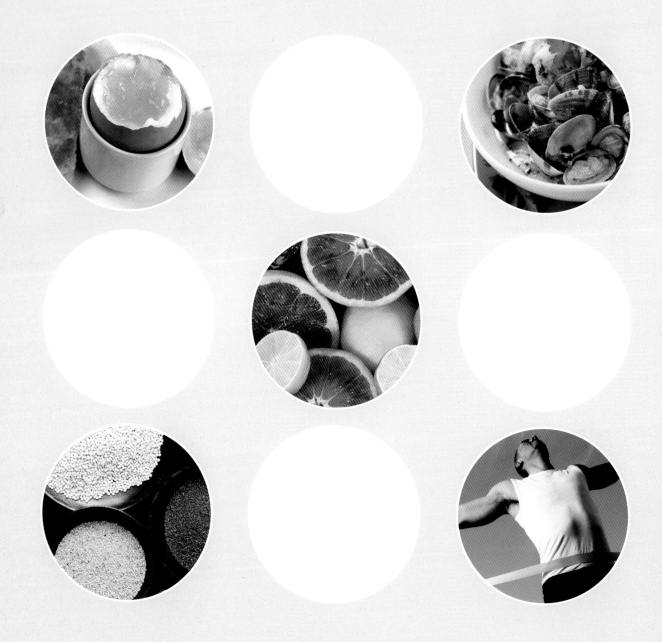

4ᴱ PARTIE

Les vitamines et minéraux:
pour raviver un métabolisme lent

42

La vitamine B pour un métabolisme en bonne forme

La famille des vitamines B joue un rôle de premier plan dans la métabolisation des graisses, des glucides et des protéines. Elle contribue aussi largement à la production de l'énergie cellulaire. La thiamine (B1) favorise le métabolisme pendant que les glucides sont convertis en sucres simples. Elle aide aussi à la production d'enzymes essentiels pour produire de l'énergie à partir des aliments. La riboflavine (B2) joue un rôle important dans la métabolisation des protéines, des gras et des glucides. Elle est aussi une partie vitale des réactions productrices d'énergie au niveau cellulaire, et aide à la métabolisation des toxines du corps.

Les coenzymes niacine (B3) sont essentielles à la décomposition des glucides, des gras et des protéines.

La pyridoxine (B6) joue un rôle de premier plan dans la métabolisation des acides aminés, le processus de digestion des protéines et leur conversion en sucre. Elle est aussi directement impliquée dans la libération des

Numéro vitamine	Nom chimique	AQR pour adultes (19 à 50 ans)	Bonnes sources alimentaires
B1	Thiamine	1.1 mg	Asperges, graines de tournesol, thon, pois, fèves, tomates
B2	Riboflavine	1.3 mg	Foie, champignons, épinards, gibier, tofu
B3	Niacine	15 à 20 mg	Poulet, thon, poisson, foie, arachides, agneau, gibier, champignons, bœuf
B5	Acide panto-thénique	4 à 7 mg	Brocoli, ignames, yogourt, champignons, graines de tournesol, foie
B6	Pyridoxine	2 à 2.2 mg	Bananes, poulet, pommes de terre au four avec la pelure, melon d'eau
B7	Biotine	300 mcg	Jaunes d'œufs, foie, légumes verts feuillus, chou-fleur, graines de tournesol
B9	Acide folique	400 mcg	Légumes verts feuillus, asperges, choux de Bruxelles, maïs, arachides
B12	Cobalamine	4 à 6 mcg	Crustacés, foie, abattis de poulet, jaunes d'œufs, lentilles, épinards, choux de Bruxelles

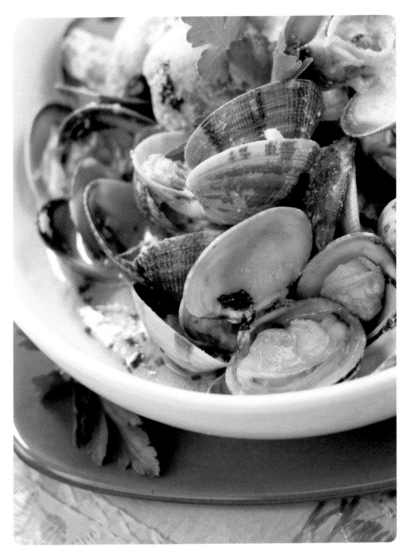

elles sont présentes dans une variété d'aliments: légumes à feuilles vert foncé, pois et fèves, produits laitiers et œufs, poisson, volaille et viandes, grains entiers (complets), pâtes, pains et céréales enrichies. Huit vitamines B distinctes sont requises pour une santé optimale, chacune en quantités différentes. Le tableau ci-contre montre les AQR (apport quotidien recommandé) et liste les meilleures sources de chacune.

Certains fruits de mer sont riches en B12, surtout les palourdes qui en contiennent jusqu'à 90 mcg par portion; 85 g (3 oz) de crabe cuit à la vapeur contiennent 8,8 mcg de B12; 85 g (3 oz) de saumon en contiennent 2,4 mcg; 85 g (3 oz) de moules en contiennent 20,5 mcg.

Les produits laitiers se retrouvent à l'autre extrême: 28 g (1 oz) de fromage n'en contiennent que 0,5 mcg, 250 ml (1 tasse) de lait en renferment tout près de 1 mcg. L'adulte moyen pourrait donc satisfaire son AQR en vitamines B par deux verres de lait et une portion de saumon.

sucres des réserves du corps, lors d'un entraînement vigoureux, par exemple. L'acide pantothénique (B5) est nécessaire au corps pour lui permettre de convertir efficacement les gras, les glucides et les protéines en énergie. Les vitamines B sont solubles dans l'eau, c.-à-d. que les liquides les transportent à travers le corps, et les surplus sont éliminés.

Les bonnes sources de vitamines B

Les vitamines B jouent un rôle important. La plupart des vitamines B peuvent être obtenues par des suppléments, mais Il est important de noter qu'aucune étude scientifique n'appuie la prise excessive de suppléments de ces vitamines pour améliorer la performance athlétique. L'argent consacré à des concoctions de vitamines B serait mieux dépensé à acheter des aliments entiers.

43

Brûlez les graisses avec la vitamine C

La vitamine C incite le corps à brûler les graisses plus efficacement – et plus rapidement – et accélère la libération de graisses du corps. La combustion des graisses est encore plus efficace lorsque vous combinez vitamine C et exercices. Des études démontrent que 500 mg de vitamine C par jour peuvent augmenter la capacité de votre corps à brûler des graisses pendant que vous faites de l'exercice, jusqu'à 30 à 40 %. Une étude de 2005 publiée dans le *Journal of the American College* of Nutrition a démontré qu'on peut perdre du poids plus rapidement en prenant de la vitamine C, à cause de la façon dont celle-ci s'y prend pour métaboliser les graisses.

Aussi connue sous le nom d'acide ascorbique, la vitamine C sert à produire la carnitine, une molécule vitale à la conversion de graisses en énergie utilisable. Une étude de 2006 publiée dans *Nutrition & Metabolism* a permis de constater que les personnes qui avaient un faible taux de vitamine C dans leur sang oxydaient 25 % moins de graisses par kilo (2,2 lb) de leur poids pendant un entraînement que celles qui affichaient un taux normal. Lorsqu'une partie du groupe carencé en vitamine C avait pris 500 mg par jour de vitamine C, leur combustion de graisses était quatre fois plus élevée pendant leurs exercices que celle du reste du groupe carencé.

Les personnes évaluées affichant un taux de vitamine C faible étaient également plus fatiguées pendant leur entraînement, comparativement au groupe témoin. Donc, il semblerait qu'en combattant la fatigue, la vitamine C peut contribuer indirectement à l'accroissement de la masse musculaire, haussant le taux métabolique.

En règle générale, trop peu de vitamine C dans votre alimentation peut mener à une métabolisation plus lente. Un exposé de synthèse de 1999 paru dans l'*American Journal of Clinical Nutrition* affirmait que la vitamine C est nécessaire au fonctionnement métabolique normal du corps. Elle aide au maintien des os et des tissus, et, comme antioxydant, à éliminer les matières toxiques du corps (▶55).

Les propriétés antioxydantes de la vitamine C peuvent élever le TMB

Le TMB (taux métabolique basal) a

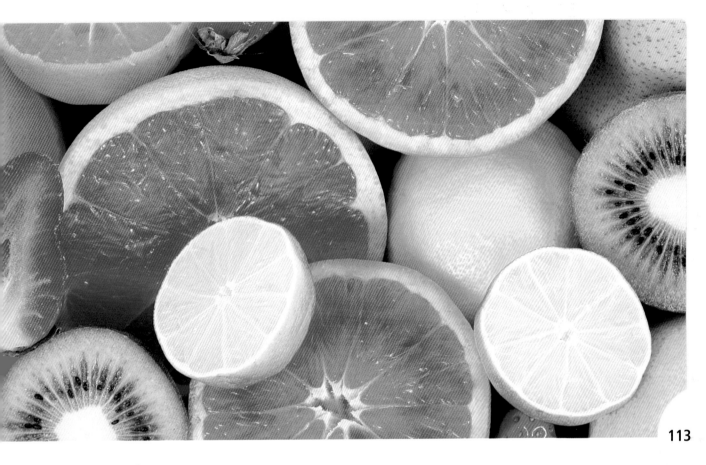

tendance à ralentir avec l'âge. Une étude de 2003 publiée dans le *Journal of Clinical Endocrinology & Metabolism* a démontré que des adultes plus âgés, de 60 à 70 ans, qui recevaient des injections intraveineuses de vitamine C, présentaient une élévation de leur taux métabolique basal d'environ 100 calories par jour. Les chercheurs ont élaboré la théorie que l'infusion d'antioxydants de la vitamine C permet au corps des personnes évaluées de mieux neutraliser les radicaux libres, diminuant le stress oxydatif qui peut endommager les cellules et les tissus, et nuire au bon fonctionnement du métabolisme.

La vitamine C est un antioxydant soluble à l'eau, son surplus est donc éliminé par le corps; elle réduit les dommages causés par l'oxydation dans le corps. Lorsque votre corps décompose et digère les aliments, un type de molécule appelé «radical libre» est produit. Les radicaux libres peuvent avoir un effet dommageable sur les cellules, et les antioxydants préviennent et réduisent ces dommages.

Plusieurs aliments sont naturellement riches en vitamine C. Il s'agit entre autres des agrumes – oranges, pamplemousses, citrons et limes – ainsi

que les brocolis, les choux et les carottes. Une orange renferme environ 70 mg de vitamine C – presque l'AQR. Le kiwi fournit beaucoup plus de vitamine C, environ 120 mg, et la goyave en fournit environ 180. Une panoplie de suppléments s'offre à vous pour en ajouter à votre alimentation. Bien que l'AQR pour la vitamine C soit de 75 mg, bon nombre d'experts suggèrent un apport quotidien de 400 à 500 mg par jour pour un effet optimal. Or, certains experts conseillent de rester sous la barre des 2 000 mg par jour pour éviter les effets secondaires.

44

De la puissance à revendre avec la coenzyme Q10

Entraînez-vous avec plus de vigueur avec la coenzyme Q10. Ce nutriment important aide à alimenter vos muscles en énergie, et si vous avez une carence en CoQ10, vous risquez de ne pas pouvoir satisfaire aux exigences d'un entraînement cardio ou de musculation intense. Une étude de 2000 publiée dans le *Journal of Sports Medicine and Physical Fitness* a démontré que les participants qui avaient ingéré des suppléments de CoQ10 pendant 8 semaines pouvaient performer davantage sur un vélo stationnaire à la fin du traitement, bien qu'ils n'aient présenté aucune amélioration de leur puissance aérobique.

Une étude de 2005 parue dans l'*International Journal of Sports Medicine* n'a constaté aucune amélioration de la performance, mais a noté une augmentation de la sensation de vigueur auprès des personnes évaluées. Consommer une quantité suffisante de CoQ10 pourrait théoriquement vous permettre de vous entraîner plus vigoureusement et fabriquer plus de tissus musculaires maigres, un élément essentiel pour hausser le métabolisme.

La CoQ10 améliore la santé des cellules et la production d'énergie

La CoQ10 aide votre corps à convertir les gras et les glucides en une forme utilisable d'énergie. Elle entre dans la production d'ATP (adénosine triphosphate), le principal nucléotide responsable du transfert d'énergie entre les cellules. Une coenzyme est un type de molécule qui accentue les réactions et les capacités des enzymes. Les coenzymes servent habituellement d'appui à un minéral ou une vitamine, et peuvent interagir avec un type de protéine appelé «apoenzyme» pour créer un enzyme actif. Les vitamines solubles à l'eau comme la B2 et la B6 sont des exemples de coenzymes communes. Q10 fait référence au fait que cette coenzyme est une quinone, ou un composé organique précis qui aide les cellules du corps à se servir d'énergie.

La CoQ10 est un excellent antioxydant qui travaille pour protéger d'autres composés organiques des effets potentiellement dommageables de l'oxygène (▶ 55). Pensez à ce qui se produit lorsque vous mordez dans une pomme et que vous la laissez sur le comptoir pendant quelques heures. La chair du fruit exposée à l'air devient brune parce que l'oxygène réagit avec les tissus de la pomme pour former des o-quinones. La CoQ10 lutte contre le même type de réaction dommageable lorsqu'elle prend place au sein des cellules de votre corps. Des cellules saines contribuent à une digestion plus efficace et à moins d'énergie gaspillée. Par ricochet, ceci peut donner un métabolisme plus efficace.

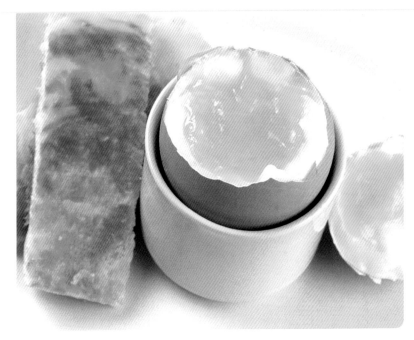

Votre alimentation est-elle assez riche en CoQ10?

La CoQ10 est produite naturellement par les cellules du corps, et elle est aussi présente dans les aliments, surtout de source animale. Les jeunes gens génèrent naturellement environ 300 mg de CoQ10 par jour, mais cette quantité commence à décliner dès l'âge de trente ans, l'une des raisons pour lesquelles nous avons moins d'énergie en vieillissant. La plupart des gens obtiennent moins de 5 mg de CoQ10 par jour de leur alimentation.

Le cœur et le foie du bœuf et du porc ont une teneur élevée en CoQ10, soit de 10 à 20 mg par portion; les produits laitiers et les œufs en sont aussi une bonne source. Certains types de poisson (la truite et le hareng, en particulier) en comptent environ 1 mg par portion. Les légumes verts

feuillus comme les épinards comptent environ 0,5 mg par portion, et certains agrumes 0,4 mg. Les suppléments en fournissent considérablement plus (habituellement de 15 à 200 mg).

Quelle quantité de CoQ10 devriez-vous prendre quotidiennement?

Les carences en CoQ10 sont largement théoriques; aucun symptôme de carence n'a été rapporté au sein de la population générale. Pour la plupart des gens, la consommation d'une variété d'aliments et la production naturelle de CoQ10 par le corps devraient suffire. Or, si vous recherchez un coup de pouce potentiel, commencez par une faible dose, soit de 30 à 90 mg par jour, mais consultez un professionnel de la santé afin de déterminer la posologie

qui vous convient. La CoQ10 est un supplément soluble à l'eau; elle devrait donc être prise avec de l'eau ou du lait pour en maximiser l'absorption.

Ce nutriment se trouve en concentrations élevées dans le cœur (ainsi que dans les reins et autres organes), et une étude de 1985 publiée dans le document *Proceedings of the National Academy of Sciences of the United States of American* prétend que le fonctionnement du cœur pourrait être amélioré avec des suppléments de CoQ10. Des études ont dénoté que la CoQ10 pourrait aussi jouer un rôle dans la prévention de certains problèmes cardiovasculaires. La CoQ10 pourrait aider à inhiber la formation précoce d'athérosclérose en perturbant les effets délétères du cholestérol LBD.

45

Si vous vous entraînez vigoureusement, prenez des minéraux

Après un entraînement exigeant, il est recommandé de donner à votre système certains minéraux. La sudation entraîne une perte de zinc. Si vous faites de l'exercice dans un climat chaud ou pendant une longue période, vous risquez une carence en zinc. Le zinc régule la croissance et la réparation des cellules. Un article publié en 2000 dans le *Journal of Nutrition* aborde le fait que cet important minéral joue un rôle dans la synthèse des protéines et de l'ADN.

Les aliments riches en protéines sont riches en zinc

Le zinc n'est pas produit par le corps, il doit donc provenir de sources extérieures. Les aliments riches en protéines tendent à être riches en zinc. La viande et le poisson (surtout les huîtres, le bœuf, le foie, le porc, et l'agneau), les légumineuses (fèves et pois), les grains entiers (blé, avoine, riz brun), les noix (cajous, pacanes, graines, arachides), et les produits laitiers en sont une bonne source.

L'apport quotidien généralement recommandé (AQR) pour le zinc est de 8 à 11 mg pour les adultes, davantage pour les femmes enceintes ou qui allaitent. Cependant, une ingestion extrêmement élevée de zinc peut conduire à une carence en cuivre (▶ **46**). L'équilibre de ces deux minéraux devrait être maintenu; une bonne nutritionniste peut vous aider à garder ces minéraux sous contrôle.

Le chrome aide à métaboliser le glucose

Le chrome, un autre minéral, est l'un des oligoéléments les plus importants chez l'humain. Le chrome améliore les effets de l'insuline et aide le métabolisme en régulant la façon dont le corps utilise les glucides. Des niveaux adéquats d'insuline sont nécessaires pour une métabolisation efficace des gras et des protéines par le corps. Il a été démontré qu'un apport plus élevé de chrome améliore la régulation de la glycémie, selon un article publié en 1998 dans le Journal of the American College of Nutrition, et la métabolisation optimale du glucose est essentielle au contrôle du poids.

Une étude de 2006 publiée dans *Molecular Endocrinology* a démontré que le chrome peut augmenter l'habileté des cellules à acheminer le glucose vers toutes les membranes cellulaires. D'autres études établissent un lien entre le chrome et une hausse des réserves de glycogène dans les muscles, un facteur pour une endurance accrue pendant l'entraînement.

Le rôle joué par le chrome dans l'amélioration de l'efficacité de l'insuline et la métabolisation des gras et des protéines a laissé penser que le chrome à lui seul pouvait réduire les graisses et augmenter la masse musculaire. Or, des études, comme celle qui a été abordée dans un article de 1999 dans *Annual Reviews of Nutrition*, ne réfutent pas complètement cette affirmation. Selon un article de 1998 dans *Nutrition Reviews*, cette capacité des suppléments de chrome à faire perdre du poids n'a pas été suffisamment corroborée par des études scientifiques.

Une analyse combinée plus récente de plusieurs études, publiée en 2003 dans l'*International Journal of Obesity and Related Metabolic Disorders*, a constaté une légère perte de poids – environ 1,1 kg (2,4 lb) – associée à la prise de suppléments de chrome. Or, cette quantité réduite risque de ne pas avoir une incidence notable sur l'état de santé général ou le métabolisme.

Un effort soutenu vide les réserves minérales

Des études démontrent que les personnes dont l'alimentation comporte de grandes quantités de glucides simples sont davantage à risque de subir une carence en chrome. De plus, une étude de 2000 publiée dans l'*American Journal of Clinical Nutrition* a démontré que des efforts physiques soutenus étaient associés à une perte plus élevée de chrome par les urines. Cette étude estime que les gens qui font régulièrement de l'exercice vigoureux pourraient nécessiter plus de chrome que les personnes plus sédentaires (▶16).

Le chrome est présent naturellement dans une variété d'aliments, y compris la mélasse, le foie, les jaunes d'œufs, le bœuf, le brocoli, les raisins, les oranges et les grains entiers. Des suppléments de chrome sont également offerts sur le marché. L'apport recommandé de chrome est faible, les valeurs minimales prescrites étant fondées sur l'ingestion moyenne d'une alimentation normale. Des études ont démontré que la capacité du chrome à réduire la glycémie nécessitait environ 200 mcg par jour pendant plusieurs mois.

46

Prenez plus de cuivre pour augmenter votre niveau d'énergie

Un article publié en 2005 dans le *Journal of Nutrition* a révélé que les jeunes hommes qui prenaient 1,6 mg de cuivre par jour avaient plus d'énergie et pouvaient s'entraîner plus vigoureusement que d'autres dont l'alimentation ne comportait que l'AQR de cuivre (0,9 mg par jour). De plus, le groupe qui consommait moins de cuivre affichait une fréquence cardiaque beaucoup plus élevée dans le cas d'exercices modérés.

Des muscles en santé nécessitent un apport régulier de cuivre

Plusieurs enzymes ont besoin de cuivre afin de fonctionner normalement. Un seul enzyme dépendant du cuivre permet aux cellules du corps de produire de l'énergie, tel que discuté dans un article de 1998 de l'*American Journal of Clinical Nutrition*. Cet enzyme fournit les conditions nécessaires pour que la mitochondrie dans les cellules crée de l'adénosine triphosphate (ATP), dont le corps a besoin afin de stocker de l'énergie au niveau cellulaire et bâtir des tissus musculaires. Dans cette étude, l'activité des enzymes dépendants du cuivre dans les muscles d'hommes qui n'ingéraient que l'AQR en cuivre avait diminué considérablement, comparativement à ceux qui en avaient ingéré davantage.

Le cuivre est un élément naturel essentiel à la croissance des os, des tissus et de la plupart des organes. Le corps en a également besoin pour utiliser adéquatement le fer, créer des globules rouges sains, et réguler l'approvisionnement du corps en sang et en oxygène. De plus, le cuivre aide un enzyme qui assure la solidité et la souplesse des tissus conjonctifs, pour vous aider à vous entraîner avec efficacité. Le même enzyme aide à la formation d'os solides et de tissus sains du cœur et des vaisseaux sanguins.

Plusieurs études ont démontré qu'une alimentation riche en antioxydants, dont le cuivre(▶55), peut contribuer à un métabolisme accéléré.

Votre alimentation comporte-t-elle suffisamment de cuivre?

Les fruits de mer et la viande renferment du cuivre; l'une des meilleures sources est le foie de veau. Les végétariens peuvent obtenir du cuivre en consommant des grains entiers (complets), des légumineuses, des graines de sésame, des fèves de soja et des légumes verts feuillus. Certaines affections, comme l'anémie, peuvent nécessiter des suppléments de cuivre. Vérifiez auprès de votre médecin ou de votre nutritionniste si vos besoins sont comblés.

De grandes quantités de suppléments de vitamine C peuvent avoir des répercussions sur votre niveau de cuivre. Une étude publiée en 1983 dans l'*American Journal of Clinical Nutrition* a révélé que les personnes évaluées qui avaient ingéré 1 500 mg par jour de vitamine C pendant quelques mois présentaient des niveaux d'activité réduite d'un enzyme dépendant du cuivre précis, bien que les participants ne présentaient pas une diminution de leur niveau d'absorption du cuivre.

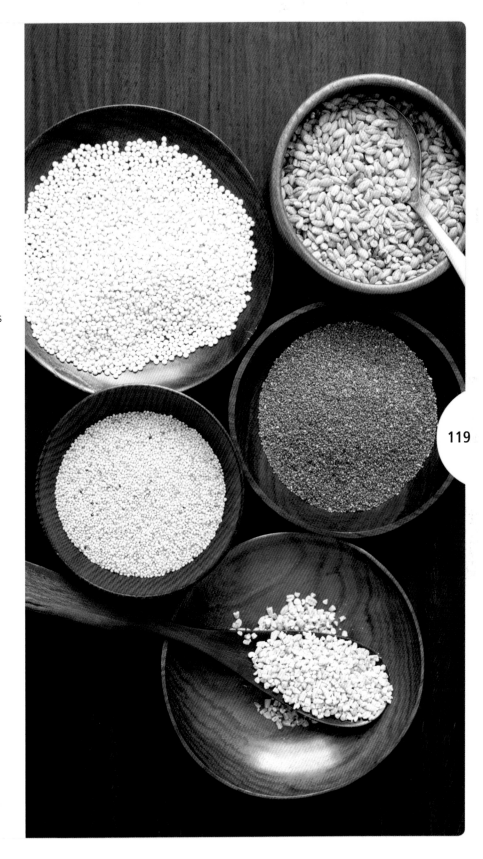

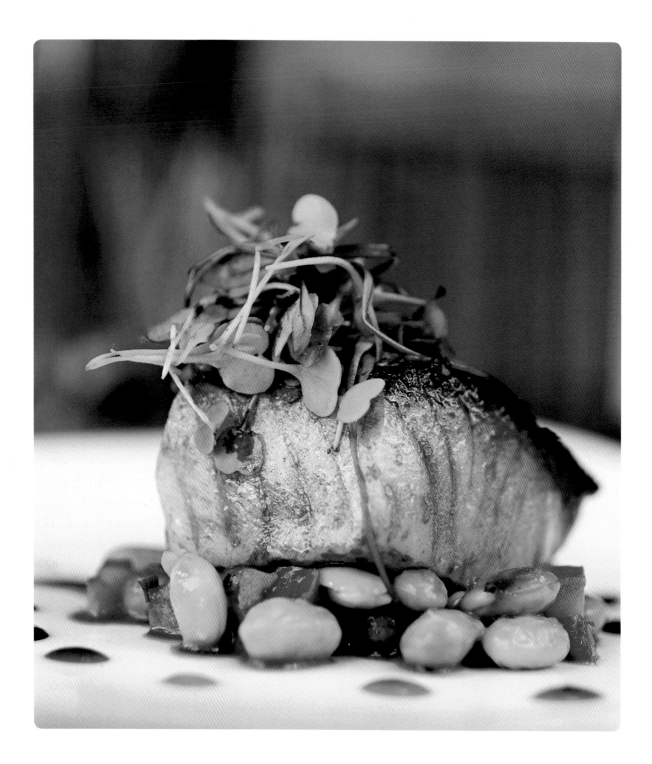

47

Gérez votre métabolisme avec le magnésium

Un rapport de synthèse publié dans *Clinica Chimica Acta* laisse entendre que le magnésium est un élément essentiel d'un métabolisme efficace parce qu'il aide vos muscles à se contracter et à se détendre. De plus, les réactions chimiques du corps qui produisent de l'énergie par la combustion des glucides et des gras exigent du magnésium. L'ATP, la molécule synthétisée par le corps pour stocker l'énergie cellulaire et alimenter les processus métaboliques, se trouve principalement dans le corps en combinaison avec le magnésium qui est aussi une composante principale d'enzymes qui synthétisent les glucides et les gras.

Une carence de magnésium ralentit le métabolisme

Une étude de 2005 publiée dans *Diabetes Care* établit un lien entre une carence en magnésium et l'obésité ainsi que la résistance à l'insuline. Le magnésium aide à réguler la glycémie et à prévenir le diabète, les maladies cardiaques, et une foule d'autres problèmes de santé. Le magnésium permet aussi au corps d'absorber et d'utiliser le calcium, ce qui peut faciliter la perte de poids (▶ 23). Tout comme le calcium, une grande part des réserves de magnésium du corps (environ la moitié) se trouve dans vos os. Étant donné que le calcium n'est pas entièrement absorbé lorsqu'il est pris seul, des suppléments de magnésium lui sont souvent combinés afin de fournir l'équilibre idéal entre les deux.

De bonnes sources de magnésium

L'apport quotidien généralement recommandé (AQR) se situe entre 320 et 420 mg pour les adultes. Les graines et les noix, les légumes verts et les légumineuses en contiennent. Le poisson (surtout le sébaste et le flétan), les crustacés, les céréales et pains complets en sont de bonnes sources. Si vous prenez un supplément de zinc (▶ 45), soyez conscient qu'aussi peu que 142 mg de zinc par jour peuvent nuire à l'équilibre de magnésium du corps, selon une étude de 1994 publiée dans le *Journal of the American College of Nutrition*.

Vous en avez assez de prendre des pilules? Prenez un bain dans du sel d'Epsom. Il contient du sulfate de magnésium qui est absorbé par la peau, bien qu'il puisse être difficile de mesurer quelle quantité de magnésium vous absorbez. Demandez conseil à votre médecin.

48

Freinez votre appétit et perdez du poids avec la leptine

Chacun de nous a un «centre de l'appétit», la partie du cerveau qui nous signale à quel moment nous avons assez mangé. Sans la leptine (une hormone), vous ne sauriez peut-être pas qu'il est temps d'arrêter de manger, même si vous êtes rassasié. Des études rapportées dans un article de 2006 de *Nature Clinical Practice Endocrinology & Metabolism* ont démontré que la résistance à la leptine peut entraîner une baisse d'énergie et une augmentation de la masse corporelle. D'autres études, selon un article de 2008 de l'*American Journal of Physiology: Regulatory, Integrative, and Comparative Physiology*, laissent entendre que la résistance à la leptine entraîne une prise de poids.

Les niveaux de leptine et la masse grasse

Sécrétée par les tissus gras (adipeux), la leptine est extrêmement importante pour réguler l'énergie et l'appétit, deux des principaux facteurs qui influencent le métabolisme. Le taux de leptine du corps tend à avoir un rapport avec la quantité de tissus adipeux; plus votre pourcentage de gras est élevé, plus votre taux de leptine est élevé aussi.

Maintenir un taux adéquat de leptine peut donc vous aider à perdre du poids et à élever votre métabolisme. Une étude de 2002 publiée dans la revue *Circulation* a démontré qu'une alimentation riche en poisson peut aider à réduire le taux de leptine en dépit de votre pourcentage de gras; l'huile de poisson peut donc aider

à rééquilibrer le taux de leptine. Si vous consommez du poisson chaque jour, optez pour les poissons faibles en mercure comme la barbotte, le hareng, la truite, le saumon frais et le tilapia. Vous détestez le poisson? Des suppléments d'huile de poisson existent.

La résistance à la leptine nuit aux régimes amaigrissants

Certaines études, selon un article de 2000 publié dans *Annals of Human Genetics*, laissent entendre que certaines personnes possèdent un gène de leptine modifié, ce qui établit une corrélation entre l'obésité et la difficulté de perdre du poids malgré un régime à calories réduites. Dans ce cas, un traitement avec des suppléments de leptine humaine donne de bons résultats. Or, pour les autres, les suppléments de

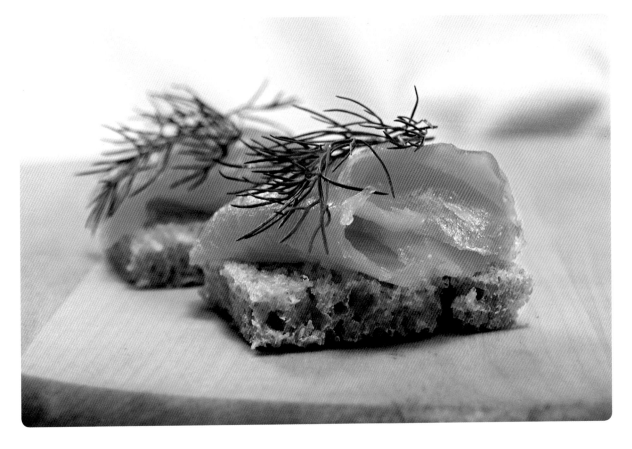

leptine peuvent en fait accroître la résistance à la leptine, ce qui peut nuire aux efforts de contrôle de l'appétit et de réglage du métabolisme.

Bon nombre de régimes connus endossent les vertus du «régime de leptine», dont les principes de base sont fort semblables: éviter de manger tard en soirée et les repas très copieux, consommer quantités de protéines régulièrement et, autant que possible, s'en tenir aux glucides à indice glycémique faible et aux grains entiers. Bien que ces principes soient de bonnes façons d'encourager le corps à assurer la combustion des graisses et de réguler l'insuline, des recherches en cours sur la leptine démontreront dans quelle mesure de telles méthodes sont efficaces pour pallier un important déséquilibre en leptine.

Si vous êtes obèse et avez un métabolisme lent qui ne semble pas réagir à d'autres changements d'ordre alimentaire ou d'activité physique, consultez votre médecin à propos d'une résistance possible à la leptine. Si c'est le cas, les changements suggérés ci-dessus pourraient rééquilibrer votre taux de leptine, et vous permettre de contrôler la quantité de nourriture que vous ingérez afin de vous aider à perdre du poids.

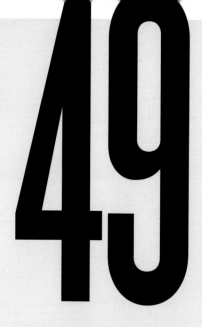

Brûlez des graisses et décuplez votre énergie avec L-carnitine

La L-carnitine permet au corps d'utiliser les triglycérides (un type courant de gras présent dans le corps humain et dans les aliments) comme carburant. Une étude de 1997 publiée dans *Progress in Cardiovascular Disease* a révélé que les patients qui ingéraient 2 à 3 g par jour de L-carnitine affichaient un taux réduit de triglycérides. En brûlant plus de graisses, vous pouvez perdre du poids, stimuler votre métabolisme et vous entraîner avec plus d'endurance et d'intensité.

Le rôle de la L-carnitine dans la métabolisation des acides gras

L'un des grands bienfaits de la L-carnitine est le fait qu'elle augmente le niveau d'énergie. La L-carnitine est un composé qui sert au transfert des acides gras à longue chaîne de toutes les membranes cellulaires vers les mitochondries –

les dynamos d'une cellule –, où ils sont métabolisés pour aider le corps à produire de l'énergie. Sans une quantité suffisante de L-carnitine, ces acides gras sont beaucoup plus difficiles à métaboliser efficacement.

Micronutriment dérivé de la lysine et acide aminé, la L-carnitine est fabriquée par notre foie et nos reins, mais pas toujours en quantité suffisante. De nombreuses études ont examiné le rôle de la L-carnitine en ce qui a trait à la performance physique; le bilan était mitigé.

Une étude de 1985 et une autre de 1990, publiées dans l'*European Journal of Applied Physiology and Occupational Physiology*, ont révélé que chez les athlètes de très haut niveau,

les suppléments de L-carnitine avaient des effets positifs limités sur leur performance, particulièrement, selon un article de 1987 de la revue *Physiologie*, lorsqu'elle était prise pendant trois semaines et en une seule dose avant un entraînement de musculation. Or, tel que l'a révélé l'*American Journal of Clinical Nutrition*, la plupart des études révélaient très peu sinon aucune amélioration de la performance; toutes recommandaient des recherches plus poussées sur le sujet.

La L-carnitine peut même aider à renverser la baisse du taux métabolique liée au vieillissement. Des études récentes menées auprès de rats de laboratoire, abordées dans un article de 2005 de la revue *Clinical Nutrition*, ont démontré que la prise de suppléments de L-carnitine et d'acide lipoïque alpha aidait à rétablir les fonctions productrices d'énergie d'enzymes mitochondrials vieillis. Ces études, bien que prometteuses, n'ont pas fait l'objet d'essais chez les humains. La L-carnitine comporte aussi des propriétés antioxydantes (▶ 55). Très semblable à la vitamine C ou la CoQ10, la L-carnitine peut aider à maintenir la santé des cellules (▶ 43,44).

De bonnes sources de L-carnitine

La L-carnitine est un micronutriment non essentiel, et aucun apport quotidien n'est recommandé. La dose moyenne quotidienne suggérée varie entre 500 et 1 000 mg par jour. Comme dans le cas de tout supplément, consultez un médecin avant d'ajouter des suppléments à votre alimentation.

La L-carnitine se trouve dans plusieurs aliments, habituellement ceux qui sont riches en protéines tels que le bœuf (environ 100 mg/portion), le porc (environ 30 mg/portion), et autres types de viande rouge. Les produits laitiers, le poisson, le poulet, le tempeh, et les légumineuses sont aussi des sources naturelles de L-carnitine. En général, le corps est capable de produire ou de consommer de la L-carnitine en quantité suffisante pour le maintien de niveaux acceptables.

Une personne consomme en moyenne entre 20 et 200 mg de L-carnitine par jour, mais les végétariens ou végétaliens qui ne mangent aucun produit animal ont peut-être un apport quotidien de moins de 1 mg par jour.

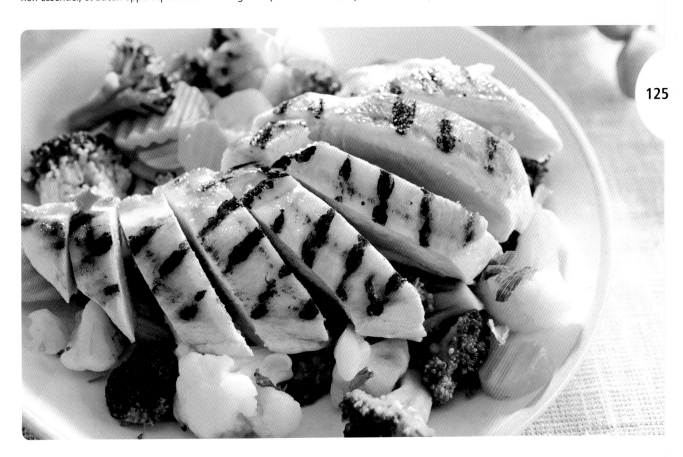

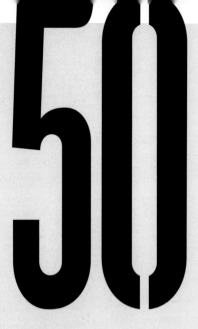

Ciblez les graisses et le cholestérol avec le curcuma

Si vous êtes amateur de mets indiens, vous connaissez déjà la saveur exceptionnelle du curcuma. La curcumine (le composé le plus actif du curcuma) est un puissant antioxydant. Des études abordées dans un article de 1985 du *Chemistry & Pharmaceutical Bulletin* démontrent que ses propriétés antioxydantes s'apparentent à celles de la vitamine C (▶43) ou de la vitamine E, bien qu'il ne soit pas immédiatement absorbé par le corps.

Les antioxydants luttent contre les effets dommageables de radicaux libres sur les cellules (▶55); ils aident peut-être aussi à prévenir les dommages aux mitochondries qui aident à la métabolisation des graisses. Une autre étude établit un lien entre la consommation du curcuma chez les souris dont la résistance à l'insuline est amoindrie, et une diminution du risque de développer un diabète de type II. Il n'est pas étonnant que bon nombre d'aliments vantés pour leurs bienfaits sur le métabolisme soient aussi utiles pour abaisser les niveaux de cholestérol. Des études, abordées dans un article de 1999 de la revue *Artherosclerosis*, démontrent que le curcuma peut peut-être aider à abaisser à la fois les niveaux de cholestérol et des triglycérides – du moins chez les lapins – en augmentant la quantité de cholestérol qui est transformé en bile dans le foie.

Le curcuma peut être un anti-inflammatoire efficace

Le curcuma peut assouplir les articulations; une bonne nouvelle si vous deviez limiter ou freiner votre programme d'exercices à cause de douleurs aux articulations. Les médecines anciennes vantent depuis longtemps les propriétés anti-inflammatoires de cette plante indigène asiatique; elle est souvent utilisée pour traiter l'enflure et les raideurs des articulations, comme le décrit un article de 1972 dans l'*Indian Journal of Medical Research*. D'autres études préliminaires, comme celle qui a été menée en 2006 et publiée dans la revue *Arthritis and Rheumatism* laissent entendre que le curcuma peut être bénéfique pour certains cas d'arthrite rhumatoïde. Les propriétés anti-inflammatoires du curcuma sont bien documentées dans les études de laboratoire et auprès d'animaux, bien que d'autres soient en cours.

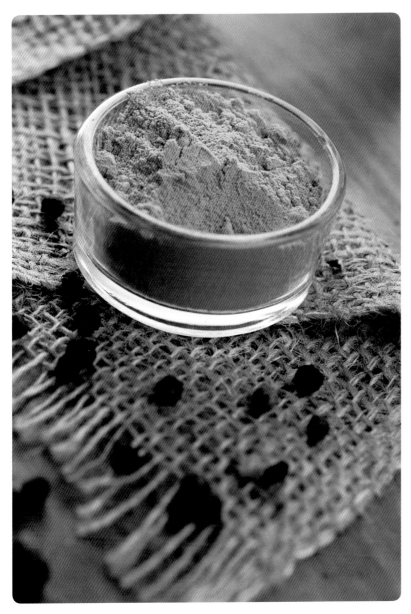

compte tenu de ses propriétés anti-inflammatoires. En dépit des recherches prometteuses sur les bienfaits du curcuma, l'asthme est une maladie grave qui devrait toujours être traitée par un professionnel de la santé.

Incorporer le délicieux curcuma à votre alimentation

Le curcuma appartient à la même famille végétale (les zingiberacées) que le gingembre (▶ 20). Il se présente le plus couramment sous forme de poudre jaune orange, et parfois sous forme d'une infusion d'huile. Ingrédient courant de fromages, de margarines et de vinaigrettes, il est souvent utilisé dans les caris. Ajoutez-le à vos plats de viande, de légumes ou de poisson pour profiter de ses nombreux bienfaits. Manipulez-le avec soin: il peut tacher les mains et les vêtements. Il existe également sous forme de suppléments.

Si des problèmes respiratoires provoqués par de l'asthme ou des allergies vous empêchent de vous entraîner aussi souvent ou vigoureusement que vous le souhaitez, le curcuma pourrait vous soulager. L'étude de 2008 publiée dans la revue *Biochemical and Biophysical Research Communications* sous-entend une hypothèse selon laquelle le curcuma allège les symptômes d'asthme

51

Un ventre plus plat grâce à l'ALC

Pour bien des gens, la graisse abdominale est la plus difficile à déloger. Selon une étude de 2000 publiée dans le *Journal of Nutrition*, l'acide linoléique conjugué (ALC) peut réduire la masse grasse des patients en surpoids. L'ALC travaille en faisant obstacle à un enzyme (lipoprotéine lipase) qui augmente la taille des cellules adipeuses. Les individus en surpoids qui prenaient de l'ALC avaient tendance à perdre plus de graisse abdominale et autour de la taille.

La même étude a démontré aussi que les personnes qui prenaient de l'ALC avaient tendance à accroître leur masse musculaire maigre plutôt que leur masse grasse. Les muscles maigres contribuent davantage à la fonction de combustion des graisses de votre corps. Une étude de 2003 publiée dans l'*International Journal of Obesity* a confirmé ces résultats.

L'ALC aide à la santé des cellules et des muscles

Un autre des avantages de l'ALC se trouve dans sa capacité de fonctionner comme un antioxydant (▶ 55). De façon très semblable à la vitamine C (▶ 43), à la CoQ10 et à d'autres antioxydants, l'ALC aide à protéger les cellules des dommages de l'oxydation. En assurant la santé des cellules, l'ALC aide la digestion et à l'efficacité des autres activités métaboliques. L'ALC peut aussi aider à réduire le cholestérol et à réguler la production d'insuline et la métabolisation du glucose. Différentes études ont présenté des résultats mitigés; d'autres recherches sont en cours pour clarifier ces données.

Obtenez plus d'ALC d'animaux engraissés à l'herbe

L'ALC est un type d'acide gras – il inclut une famille de divers acides linoléiques présents principalement dans les viandes et les produits laitiers. Fabriqué par des bactéries dans la panse (la cuve de fermentation chez les vaches, les moutons et les chèvres), l'ALC peut être obtenu de sources tirées de ruminants. S'il vous faut une raison précise pour manger du bœuf nourri à l'herbe, en voici une: les bovins de pâturage donnent une viande dont la teneur en ALC est beaucoup plus élevée (de 3 à 5 fois) que celle des animaux nourris aux grains. Le lait ordinaire contient environ 4 mg d'ALC par gramme de gras, alors que le lait provenant de vaches nourries à l'herbe en contient beaucoup plus.

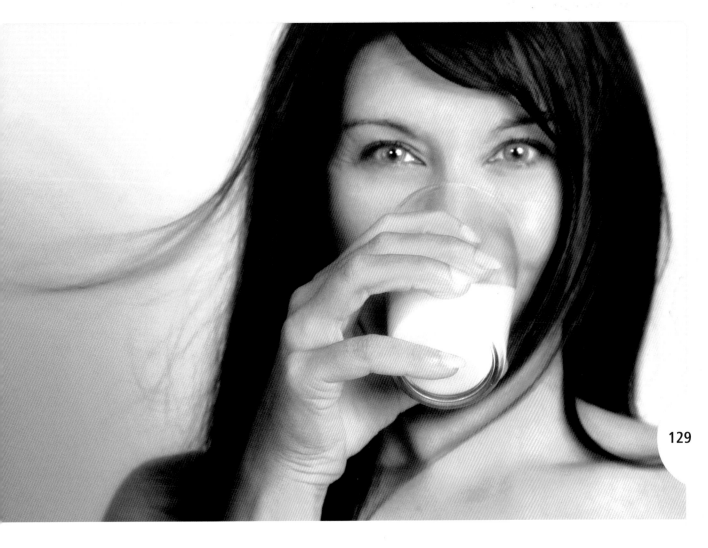

Bien que l'ALC n'ait pas un apport quotidien recommandé (AQR), certaines études laissent entendre que ceux qui en consomment pourraient constater des résultats en consommant 3,4 g par jour. En moyenne, les humains consomment entre 50 et 150 mg d'ALC par jour, ce qui est bien loin des 3 000 à 4 000 mg qui sont censés aider à la combustion des graisses.

Cependant, certaines études, citées dans un article de 2004 publié dans l'*American Journal of Clinical Nutrition*, démontrent que lorsque les gens qui ont un surplus de poids consomment des quantités excessives d'ALC, le risque de développer une résistance à l'insuline et une maladie cardiaque peut augmenter. Des doses très élevées d'ALC peuvent causer des dérangements d'estomac et la diarrhée, entre autres. Tout comme pour la plupart des suppléments et médicaments, les femmes enceintes et celles qui allaitent devraient consulter un médecin avant de prendre de l'ALC. Si l'ALC s'avère un supplément adéquat, combinez-le à votre alimentation et votre programme d'entraînement.

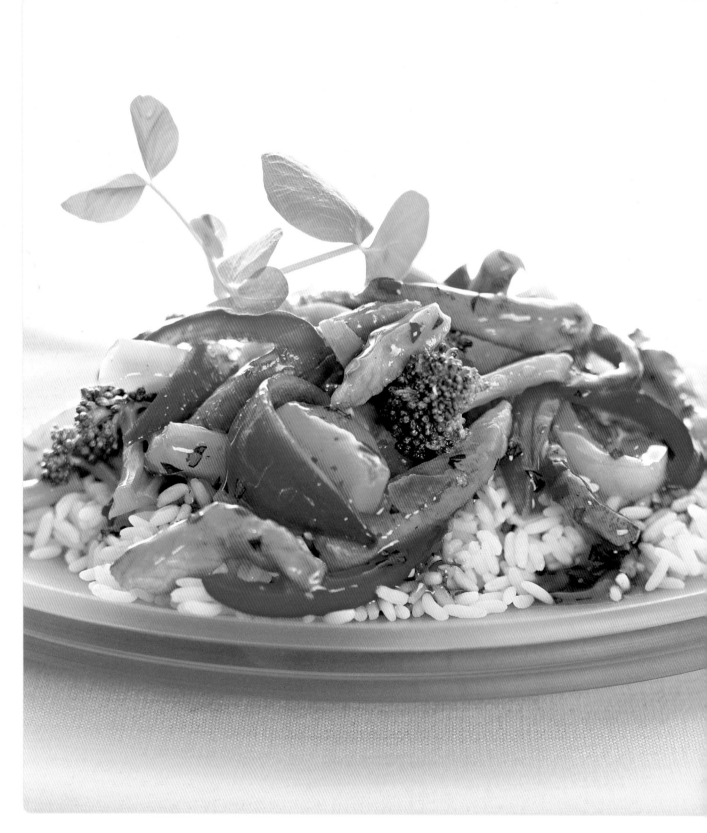

52 Le NADH pour plus d'énergie et un entraînement plus efficace

Plus d'énergie signifie des entraînements potentiellement plus intenses et plus longs, donc plus de calories brûlées et plus de muscles maigres. Il en résulte aussi une élévation de votre métabolisme de repos. Le nicotinamide-adénine-dinucléotide-hydrogéné (NADH), un enzyme naturel dérivé de la niacine (vitamine B3, ou acide nicotique, (▶42), est un élément vital de la production d'ATP, la forme stockée d'énergie cellulaire utilisable; vous ne pouvez vivre sans l'énergie fournie par l'ATP.

Le NADH énergise vos cellules

Le NADH est une coenzyme également connue sous le nom de coenzyme 1, ou Co-E1, qui aide à revigorer vos cellules en augmentant l'approvisionnement énergétique. Elle peut diminuer les acides gras dans le sang, et elle est vitale pour convertir les aliments en énergie. Une étude de 1998 menée par le Nicholas Institute of Sports Medicine and Athletic Trauma de New York, a constaté que les triathloniens qui avaient ingéré du NADH avaient plus d'endurance et des temps de récupération plus courts après la compétition. Certains éléments de preuve indiquent que le NADH peut améliorer le niveau d'énergie globale. Une étude de 1999 publiée dans *Annals of Allergy, Asthma, and Immunology*, et un article de 2004 dans le *Puerto Rican Health Sciences Journal*, laissent entendre que la prise de suppléments de NADH peut augmenter l'énergie chez les patients qui souffrent du syndrome de fatigue chronique.

Comme antioxydant, le NADH comporte des bienfaits supplémentaires pour le métabolisme. Les radicaux libres sont créés pendant la métabolisation, et sont également produits par la fumée de cigarette, la pollution et autres sources environnementales. Ils attaquent et endommagent les cellules saines; les antioxydants comme le NADH limitent ces dommages (▶55).

Le corps ne produit pas de NADH; il doit donc l'obtenir de sources extérieures. Parmi les bonnes sources de NADH, notons la viande rouge, la volaille, le poisson et la levure. Vous pouvez aussi obtenir du NADH sous forme de suppléments. Environ 2,5 mg par jour suffisent habituellement à des personnes en santé de moins de 50 ans; les gens de plus de 60 ans peuvent augmenter la dose jusqu'à 10 mg par jour pour maintenir un niveau élevé d'énergie.

131

53

Thyroïde et métabolisme en santé grâce à l'iode

L'hypothyroïdie, une affection résultant d'une glande thyroïde qui sécrète des quantités insuffisantes de l'hormone thyroïdienne, est habituellement associée à une prise de poids, à de la fatigue et à un métabolisme lent. La thyroïde, une glande en forme de papillon située dans votre gorge, produit quelques-unes des hormones les plus importantes de régulation du métabolisme, dont la triiodothyronine (T3) et la thyroxine (T4). L'iode, un minéral essentiel présent dans les océans, joue un rôle clé dans la production de ces hormones par le corps. L'iode est à ce point important que nous ne pouvons fonctionner sans lui.

Une insuffisance d'iode peut mener à l'hypothyroïdie. Selon un article de 2003 dans *Annals of Nutrition & Metabolism*, des études démontrent que beaucoup de végétaliens ont une alimentation faible en iode. Environ sept fois plus de femmes que d'hommes souffrent d'hypothyroïdie. Les grossesses et la ménopause, et les changements hormonaux qui les accompagnent, peuvent déséquilibrer la thyroïde.

Les préoccupations concernant la carence en iode s'intensifient à l'échelle mondiale

Les troubles dus à la carence en iode sont en hausse, selon la publication *Assessment of Iodine Deficiency Disorders and Monitoring Their Elimination* du Fonds des Nations Unies pour l'enfance (UNICEF), l'International Council for the Control of Iodine Deficiency Disorders (ICCIDD), et l'Organisation mondiale de la Santé (OMS). Des dizaines de millions d'Américains – presque 60 millions, affirme Mary J. Shomon dans son ouvrage à succès intitulé *The Thyriod Diet* – souffrent de ce trouble, la plupart n'ayant pas été diagnostiqués.

Votre alimentation comporte-t-elle suffisamment d'iode?

L'une des sources d'iode d'accès facile est le sel. Plusieurs types de sel de table du commerce sont enrichis d'iode, en grande partie grâce aux efforts des gouvernements pour aider à prévenir le goitre endémique, une maladie grave liée à la thyroïde courante avant le XXe siècle.

Les sels de table iodés renferment 400 mcg d'iode par c. à thé (à café), environ 3 fois l'apport quotidien recommandé (AQR) par les États-Unis de 150 mg. Pendant une grossesse, votre besoin en iode passe à

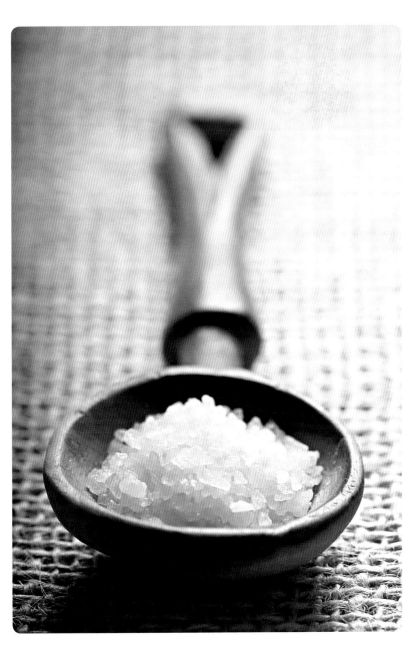

220 mcg, et à 290 dans le cas des femmes qui allaitent.

Or, une consommation trop élevée de sel peut entraîner d'autres problèmes de santé, y compris la rétention d'eau et l'enflure des articulations. Heureusement, il existe plusieurs sources d'iode sans sel. L'iode est naturellement présent dans l'eau de la mer et en concentrations élevées dans la faune marine. Les algues (varech, nori et autres variétés) sont l'une des meilleures sources d'iode ainsi que les poissons d'eau salée et les crustacés. Une portion de 85 g (3 oz) d'aiglefin, par exemple, fournit environ 120 mcg d'iode, les crevettes et le homard environ 25 mcg par portion. Le lait de vache, le yogourt, le fromage et les œufs en contiennent aussi, compte tenu des iodophores (les désinfectants à teneur en iode) qui servent à la production et à l'emballage des produits laitiers.

Les personnes qui suivent un régime très faible en sel devraient discuter avec leur médecin de la possibilité de prendre un supplément d'iode (des tests sont disponibles). Un article de 2006 publié dans le *New England Journal of Medicine* souligne que trop d'iode peut entraîner un déséquilibre thyroïdien chez les personnes qui y sont susceptibles.

133

54 Énergie et motivation accrues grâce au ginseng

Cette racine comestible est depuis longtemps vantée pour ses propriétés à combattre la fatigue mentale et physique. De l'avis du médecin russe Israel Breckman: «Le ginseng stimule à la fois l'activité physique et mentale, fortifie et protège l'organisme humain lorsqu'il est durement éprouvé.»

Le ginseng peut améliorer la force et l'endurance

Le ginseng (un membre de la famille *Panax genus*) est utilisé depuis des milliers d'années en Orient pour améliorer l'endurance, alléger le stress et favoriser la vivacité d'esprit. Le premier ouvrage portant sur la pharmacologie des plantes publié il y a deux mille ans par le naturaliste Sheng Neng Pen-T'sao, aborde les bienfaits du ginseng sur le niveau d'énergie.

Une étude menée par le Department of Exercise Science de l'Université nationale Chungbuk en Corée, et publiée dans le J*ournal of Sports Medicine and Physical Fitness* en 2005 a révélé que l'extrait de ginseng Panax «augmentait considérablement la durée d'un exercice jusqu'à l'épuisement» chez les jeunes hommes, et accélérait aussi leur récupération.

La capacité du ginseng d'améliorer la force et l'endurance avait été démontrée dans le cadre d'études auprès d'animaux menées par le Département de physiologie de l'Université de Leon en Espagne et rapportées dans le *Brazilian Journal of Medical and Biological Research*, en 2004. L'étude a révélé que l'extrait de ginseng protégeait les muscles de rats entraînés à l'extrême en réduisant le stress et l'oxydation.

Le corps et la tête réagissent au ginseng

S'entraîner avec détermination chaque jour exige un effort soutenu que le ginseng peut appuyer. Le cerveau obtient son énergie du glucose, et le ginseng contribue peut-être au captage de cette source d'énergie par le cerveau.

Des études laissent entendre qu'il a un effet favorable sur l'humeur et le rendement cognitif. Une étude de 1999 publiée dans l'*International Journal of Clinical Pharmacology Research* démontre que les gens qui prennent régulièrement des suppléments de ginseng ont souvent une perception plus optimiste des choses.

Le ginseng pourrait aussi vous aider à perdre du poids. Des études démontrent qu'il peut réduire le cholestérol et les triglycérides, les calories en surplus stockées dans vos cellules adipeuses lorsque vous mangez plus que nécessaire. Une étude menée par le Department of Health and Kinesiology de l'Université Purdue, en Indiana, et rapportée dans *Pharmacological Research* en 2003, a démontré que le ginseng aide à la métabolisation des glucides et améliore la capacité du corps à transporter et à dissoudre le gras et le cholestérol dans le système sanguin.

Le ginseng provient de l'Asie orientale (Corée, Sibérie et Chine). La racine de la plante contient des produits chimiques appelés ginénosides, réputés être responsables de la puissance du ginseng. La racine séchée est transformée en comprimés, capsules, thés, extraits et même en lotions.

Une dose de 200 mg par jour est sécuritaire; informez-vous tout de même auprès de votre médecin, surtout si vous êtes enceinte, allaitez, prenez des anticoagulants, ou êtes diabétique ou souffrez d'une maladie cardiaque.

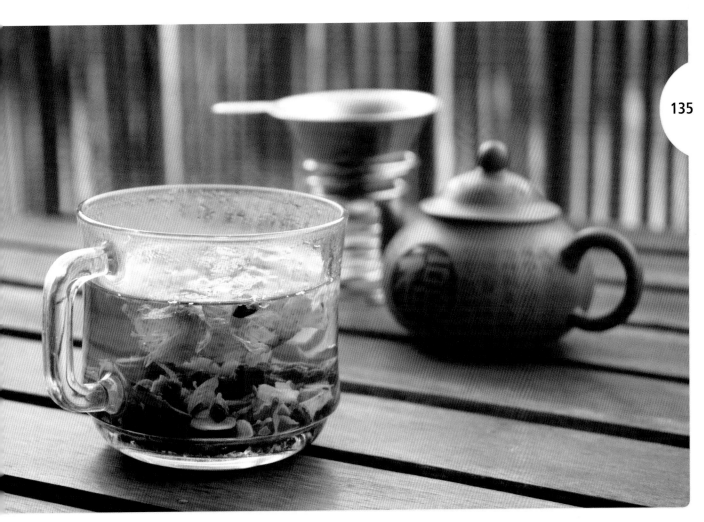

55

Prévenez l'altération cellulaire avec des antioxydants

Les antioxydants sont peut-être la solution de remplacement à la fameuse fontaine de jouvence. Des experts affirment qu'ils peuvent ralentir le processus du vieillissement en neutralisant les radicaux libres et leurs effets potentiellement dommageables sur les cellules.

Des études abordées dans un article publié en 2000 dans la revue *Science* révèlent que les antioxydants peuvent aider à prévenir les dommages qui touchent les mitochondries, souvent appelés des «dynamos cellulaires», parce qu'elles transforment les nutriments en énergie. Un article publié en 2000 dans la revue *Free Radical Biology and Medicine* abordait cette question.

Les antioxydants préviennent la dégénérescence des muscles et la maladie

Les antioxydants sont des substances chimiques qui réduisent les effets dommageables de l'oxydation, ou la façon avec laquelle l'oxygène interagit avec tout ce qui l'entoure. L'oxygène est essentiel à la survie humaine; toutes les cellules du corps en ont besoin. Mais il peut aussi être nocif. La rouille sur le fer ou le fruit bruni témoignent du côté négatif de l'oxygène. À l'intérieur du corps humain, l'oxydation peut faire des ravages. Chaque fois que le corps décompose les aliments pour qu'ils soient digérés, des composés instables appelés «radicaux libres» sont produits. Ceux-ci détruisent les cellules; des maladies graves peuvent en découler. Les antioxydants épongent

les radicaux libres et les retirent du corps avant qu'ils ne puissent endommager les cellules, diminuant ainsi la dégénérescence potentielle des muscles, organes et tissus. Maintenir des degrés élevés d'antioxydants peut aussi favoriser la réaction protectrice du système immunitaire face aux toxines, comme la fumée de cigarette et la pollution environnementale.

Incorporez de grandes quantités d'antioxydants à votre alimentation. Les fruits, les légumes et les grains complets possèdent des qualités antioxydantes. Optez autant que possible pour des aliments complets; vous bénéficierez de leurs fibres, nutriments et autres bienfaits importants qu'ils comportent. Lorsque vous pensez «fruits», pensez rouge: raisin, tomates, grenades, cerises et petits fruits sont riches en antioxydants. Les légumes orangés, comme les carottes, en sont une excellente source parce qu'ils contiennent du bêta-carotène, un puissant antioxydant. Les légumes verts feuillus (épinards) contiennent de grandes quantités de lutéine, un antioxydant qui peut prévenir les problèmes de vision. Les légumes crucifères, ou ceux qui appartiennent à la famille des choux (brocoli, chou frisé, choux de Bruxelles, chou-fleur), contiennent un puissant antioxydant appelé indole 3-carbinol.

À la bonne vôtre!
Les boissons antioxydantes

Si vous préférez boire à votre santé, essayez le thé: les thés verts (▶39) et noirs contiennent d'importantes quantités d'antioxydants. Ils contiennent aussi de la caféine, un stimulant qui peut augmenter votre niveau d'énergie et votre métabolisme (▶40); à éviter avant d'aller au lit ou si vous êtes enceinte ou allaitez. La plupart des thés existent aussi sous forme décaféinée et ne perdent pas pour autant leurs propriétés antioxydantes.

Le jus de grenade gagne aussi en popularité comme tonique santé. Un article de 2005 publié dans *Proceedings of the National Academy of Sciences* démontre que les propriétés antioxydantes de la grenade peuvent aider à lutter contre les maladies du cœur, en plus de favoriser un métabolisme et un système immunitaire sains. Le jus de bleuets (myrtilles), ou grenade et bleuets, a des bienfaits pour la santé comparables au jus de grenade, et sa saveur est plus douce. Vous trouverez également un vaste assortiment de suppléments d'antioxydants sur le marché, y compris la vitamine C (▶43), la vitamine E, l'extrait de thé vert, et du bêta-carotène. Au nombre des minéraux antioxydants, notons le sélénium, le zinc (▶45) et le calcium (▶23). La plupart des magasins vendent aussi des «mélanges d'antioxydants» génériques, une combinaison de vitamines et d'extraits alimentaires. Or, il est préférable d'obtenir ses antioxydants par le biais d'aliments complets. Prenez des suppléments pour des nutriments difficiles à trouver dans les aliments ou lorsque vous en avez davantage besoin que ce que vos repas quotidiens peuvent parfois vous fournir.

56

Après un entraînement exigeant, récupérez avec du D-ribose

Un entraînement vigoureux peut entraîner des raideurs et des muscles endoloris. Le D-ribose, un composé organique d'origine naturelle, peut réduire ces réactions et vous aider à améliorer votre performance. Le D-ribose agit pendant la phase de récupération, aidant à renflouer les réserves d'ATP du corps, ou adénosine triphosphate, souvent appelée «énergie vitale».

Une étude publiée dans l'*American Journal of Physiology* a mesuré les niveaux d'ATP des muscles de personnes qui s'adonnaient à des exercices vigoureux, et prenaient ensuite du D-ribose ou un placébo. Les niveaux d'ATP dans les muscles des deux groupes ont chuté après l'entraînement, mais le groupe qui avait pris de l'ATP affichait une chute moins importante.

De plus, soixante-dix heures plus tard, le groupe au D-ribose avait un niveau d'ATP plus élevé que ceux qui avaient pris un placébo, bien qu'il n'y eût aucune différence notable de performance entre les deux groupes.

Le D-ribose, pour un niveau d'énergie élevé en permanence

Le D-ribose est un monosaccharide nécessaire à la production d'ATP. En plus d'être un élément constitutif de l'ARN (acide ribonucléique, qui, conjointement avec l'ADN, forme le plan détaillé des cellules humaines), le D-ribose favorise le métabolisme en alimentant continuellement le corps en énergie. Il travaille, entre autres, en association avec l'ATP, un nucléotide dont le rôle principal est de transférer de l'énergie à l'intérieur de chaque

cellule pendant la métabolisation. Des études prétendent que le D-ribose peut aider les athlètes, ou toute personne qui s'entraîne intensivement, à se remettre plus rapidement que si leur niveau de D-ribose n'était pas assez élevé.

Des études semblables, comme celle qui a été publiée en 2006 dans le *Journal of Alternative and Complimentary Medicine*, soulignent que le D-ribose peut aider à accroître le niveau d'énergie de personnes atteintes du syndrome de fatigue chronique et de fibromyalgie. D'autres encore, comme celle qui a été publiée en 2003 dans l'*European Journal of Heart Failure*, ont démontré les bienfaits de suppléments de D-ribose pour certains types de maladies cardiovasculaires. En contribuant à alléger ces affections, le D-ribose peut aider les personnes atteintes de ces maladies à faire plus d'exercice. Si vous vous entraînez vigoureusement sans récupérer entièrement après chaque séance, vous risquez de ne pas vous entraîner aussi assidûment. Bien que le corps finisse toujours par guérir, le cerveau, lui, a la mémoire longue... Maintenir des quantités suffisantes de D-ribose vous permettra de récupérer plus vite et de continuer de vous entraîner chaque jour.

Les suppléments de D-ribose sont-ils pour vous?

La levure de bière et la viande renferment du D-ribose, mais les quantités qui sont absorbées par le corps sont minimes car il est en grande partie éliminé pendant le processus de cuisson. Les suppléments de D-ribose sont offerts sous différentes formes, y compris en poudres et en capsules. La quantité que vous devriez consommer dépendra largement de votre santé physique et des besoins précis de votre corps. Une dose de 5 à 20 g par jour n'est pas inhabituelle.

L'effet des suppléments de D-ribose se fait souvent sentir en quelques jours à peine. Stopper soudainement la prise de suppléments de D-ribose peut par contre entraîner une perte d'énergie. Si vous songez à prendre un nouveau supplément, consultez votre médecin pour qu'il en détermine le dosage.

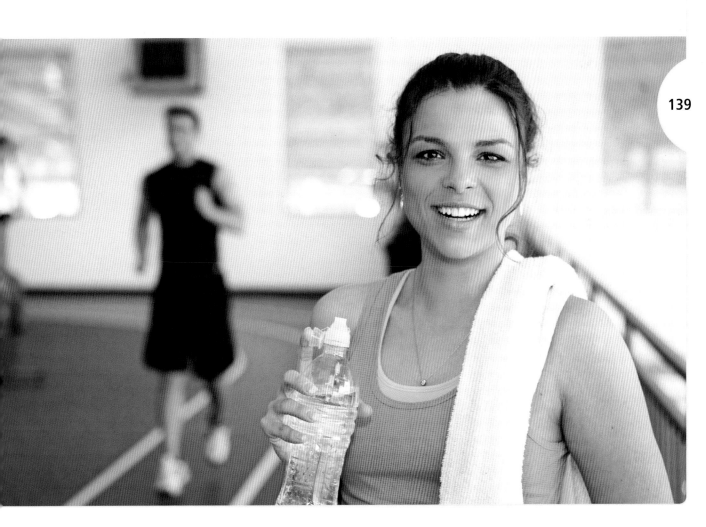

57 Métabolisez efficacement le glucose, les gras et les protéines avec le vanadium

Maintenir l'harmonie entre la glycémie et la production d'insuline est un facteur essentiel d'un métabolisme en santé et du maintien du poids. Selon un exposé de synthèse de 1998 dans le *Journal of the American College of Nutrition*, le vanadium, un élément chimique, peut contribuer à cette harmonie. Le corps humain obtient de l'énergie en brûlant du glucose, et l'insuline, sécrétée par le pancréas, est nécessaire pour métaboliser le glucose. Lorsque le corps n'arrive plus à utiliser efficacement le glucose comme source d'énergie, l'excès de glucose qui reste peut mener à un diabète. Le vanadium comporte plusieurs caractéristiques qui s'apparentent à l'insuline et ont une incidence sur la métabolisation du glucose, mais aussi sur celle du gras et des protéines.

Comme le souligne la *Nutritional Supplement Review*, les effets similaires à l'insuline du vanadium peuvent potentiellement «améliorer l'endurance et la performance en accélérant le transport du glucose jusqu'aux muscles et aux cellules adipeuses, ce qui pourrait avoir pour effet d'accroître la masse musculaire». Pour cette raison, les culturistes ont été séduits par le vanadium.

On prétend qu'il aide aussi à améliorer la capacité de s'entraîner à haute intensité. Or, lorsque le sulfate de vanadyle, un supplément dérivé du vanadium élémentaire, a été testé dans le cadre d'une étude contrôlée d'athlètes en musculation, de faibles améliorations ont été notées auprès du groupe qui avait pris du sulfate de vanadyle. Selon un article de 1996 paru dans l'*International Journal of Sport Nutrition and Exercice Metabolism*, aucun changement à la composition corporelle n'a été noté. D'autres études pourraient être nécessaires pour évaluer le rôle du vanadium à cet égard.

Le rôle du vanadium dans la régulation de la glycémie

Plusieurs études démontrent que le vanadium peut contribuer à stabiliser la glycémie. Une meilleure métabolisation du glucose peut améliorer la production d'énergie et aider à la perte de poids. Dans des circonstances normales, le glucose pénètre dans les cellules du corps et la glycémie chute en conséquence. Le diabète et l'obésité sont souvent liés. Chez le diabétique, soit le pancréas n'arrive pas à produire suffisamment d'insuline, soit les cellules du corps développent une résistance aux effets de l'insuline, d'où la quantité trop élevée de glucose dans le sang. Il est donc essentiel pour les diabétiques de faire régulièrement de l'exercice et de maintenir un poids santé. Le vanadium peut leur venir en aide. (Le diabète étant une maladie grave, son traitement devrait être confié à un professionnel de la santé dûment qualifié.)

Élever votre taux métabolique, et le maintenir élevé, va main dans la main avec la régulation du niveau de cholestérol et la tension artérielle. Des études faites sur des animaux démontrent que le vanadium a le potentiel d'abaisser et stabiliser la tension artérielle. D'autres, rapportées dans un article de 1990 dans le *Journal of Environmental Pathology, Toxicology, and Oncology*, démontrent

que le vanadium aide à empêcher l'accumulation de cholestérol. L'obésité, une alimentation riche en gras saturés et l'absence d'exercice peuvent contribuer à des niveaux élevés de cholestérol LBD, le «mauvais» cholestérol, qui peut entraîner des problèmes cardiaques.

Quelle quantité de vanadium vous faut-il?

La quantité de vanadium qu'il nous faut fait encore l'objet de débats, en grande partie à cause de l'absence d'études à ce sujet menées auprès d'humains. Nous savons qu'il est nécessaire à un développement normal. Or, c'est la quantité idéale qui n'a pas encore été déterminée scientifiquement. L'apport quotidien moyen de vanadium s'établit à moins de 50 mcg par jour. Le dosage habituel de vanadium varie entre

10 et 60 mcg par jour; des quantités supérieures risquent d'entraîner des effets indésirables, tels l'hypertension et des dommages aux globules rouges. À moins d'être recommandés par un professionnel de la santé, les suppléments de vanadium sont déconseillés pour les diabétiques ou les hypoglycémiques.

Il est préférable d'incorporer des aliments riches en vanadium à votre alimentation. Les huiles d'olive, de maïs, de carthame et de tournesol contiennent toutes du vanadium. On en trouve aussi dans les légumes (surtout les champignons, carottes, choux, haricots verts et radis), les fines herbes (en particulier le persil et l'aneth), le poivre noir, les grains (y compris l'avoine, le riz et le sarrasin), certaines céréales enrichies, le foie, les œufs, le hareng et certains crustacés.

58

Remontez le temps avec l'hormone de croissance humaine

Si vous approchez lentement de la cinquantaine et que rester en forme exige plus d'efforts, il est possible qu'une diminution de votre niveau d'hormone de croissance humaine (HCH) soit en cause. Selon un article de 1990 paru dans le *New England Journal of Medicine* qui traitait des suppléments de HCH, les niveaux de HCH commencent à baisser à partir de quarante ans, d'où une masse musculaire moindre et une augmentation des tissus adipeux. Aussi connue sous le nom de «somatotrophine», la HCH est produite par la glande pituitaire, et elle stimule la croissance et la reproduction cellulaires. Par conséquent, la HCH peut avoir une forte incidence sur l'élévation du métabolisme.

La HCH aide à la combustion de graisses pour obtenir de l'énergie.

Lorsque le corps a besoin d'énergie, il fait d'abord appel au glucose, surtout pendant un entraînement. Le pancréas sécrète de l'insuline qui facilite le transfert de glucose, devant servir d'énergie, dans les cellules. Le glucose qui n'est pas utilisé sur-le-champ est tout de suite converti en graisses qui sont stockées. Une recherche présentée dans un article de 1990 du *New England Journal of Medicine* démontre que la HCH peut aider à empêcher le corps de convertir les excès de glucose en graisses. Par conséquent, le corps utilise plus de gras corporels comme énergie. Le mécanisme par lequel la HCH influe sur les réserves de gras provient de sa production d'IGF-1, une hormone de croissance apparentée à l'insuline qui est sécrétée par le foie. La HCH peut augmenter la production d'IGF-1, ce qui aide le

corps à accélérer la vitesse à laquelle il brûle les tissus adipeux. Un chapitre de l'ouvrage de 1997 intitulé *Anti-Aging Medical Therapeutics* confirme que la HCH peut aider à accroître votre niveau d'énergie pendant un entraînement. Si vous avez plus d'énergie, vous pouvez vous entraîner plus intensément, plus longtemps, et donc brûler plus de calories et accroître votre masse musculaire.

L'exercice et l'alimentation peuvent augmenter la production de HCH

Des études laissent entendre que la HCH produite pendant un entraînement anaérobique peut même aider à la perte de poids et à réguler le métabolisme, plus que la variante synthétique. Vous pouvez augmenter votre niveau de HCH par le biais d'une activité anaérobique vigoureuse, comme de la musculation (▶ **2**) et par un entraînement de sprints (▶ **8**). L'une des meilleures façons d'élever votre métabolisme est de renforcer vos muscles pendant un entraînement par intervalles. Un article publié en 2002 dans le *Journal of Sports Science* confirme que l'exercice peut entraîner une hausse du niveau de HCH du corps. L'article a démontré aussi que l'entraînement par sprints (▶ **8**) peut augmenter la production de HCH plus que d'autres types d'exercice. Des études mentionnées dans un article de 2001 de l'*American Journal of the Medical Sciences* démontrent que le corps tend à produire moins de HCH lorsque des quantités plus élevées d'insuline circulent dans le corps. Et consommer des aliments à l'IG élevé accroît la production d'insuline par le corps. Opter pour des glucides complexes (▶ **16**) plutôt que des glucides simples (du pain complet plutôt que blanc, une patate douce au lieu d'une pomme de terre) peut diminuer la réponse insulinique du corps, ce qui peut mener à une production plus normale de HCH.

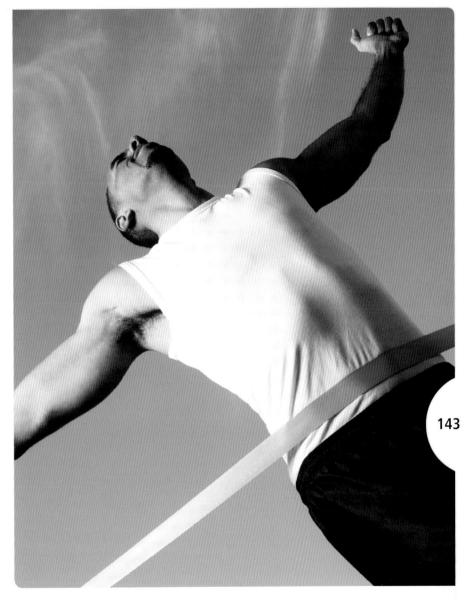

Les suppléments de HCH comportent des risques et des coûts

Le coût des suppléments de HCH est souvent prohibitif, et il existe peu de preuves probantes quant à ses bienfaits pour les adultes n'en ayant pas une déficience diagnostiquée. La prise d'une hormone de croissance humaine synthétique doit être surveillée de près par un médecin; certaines personnes pourraient même être à risque. Les hormones de croissance humaine sont interdites par plusieurs sports professionnels. La meilleure façon de stimuler naturellement votre niveau de HCH est de faire de l'exercice régulièrement et de manger sainement.

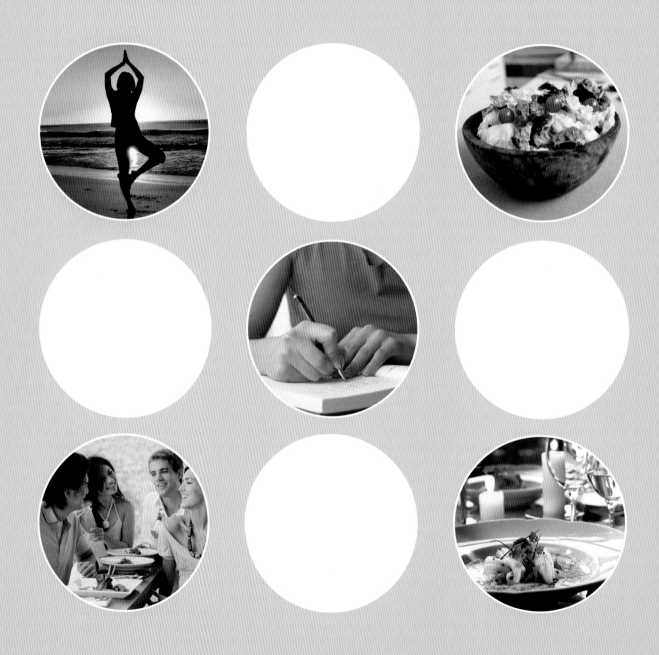

5ᴱ PARTIE

Modifier son mode de vie: un métabolisme
plus élevé en deux temps trois mouvements

59

Fixez-vous des buts pour améliorer votre métabolisme

La seule façon d'assurer que les changements que vous apportez sont durables consiste à vous engager mentalement, physiquement et émotionnellement à améliorer votre santé et votre mode de vie. Fixez-vous des objectifs clairs et réalisables qui vous permettront de mesurer vos progrès. Des études publiées en 2002 dans un article du *Journal of Instructional Psychology* confirment que les gens qui se fixent des buts ont souvent un taux de réussite plus élevé.

Fixez-vous des objectifs de forme physique précis et réalisables.
Précisez tout d'abord l'objectif que vous voulez atteindre. Notez-le dans un cahier ou un journal personnel afin de le rendre tangible et vous donner la responsabilité d'atteindre votre objectif.

Les participants d'une étude menée par le Harvard School of Public Health and Pennington Biomedical Research Center en Louisiane, et publiée en 2009 dans un article du *New England Journal of Medicine*, gardaient un journal en ligne dans lequel ils notaient leur progrès pendant le déroulement de l'étude. Le fait d'écrire dans un journal les rendait plus conscients de ce qu'ils mangeaient et de quelle façon cela contribuait à leur prise de poids.

Précisez vos objectifs: «élever mon métabolisme» n'est pas aussi précis que de se fixer un poids à atteindre à une date précise, par exemple. Et donnez-vous un échéancier à respecter pour atteindre votre objectif. Vous pouvez même ajouter des délais intermédiaires, mensuels.

Ensuite, ajoutez des détails en précisant le nombre de calories que vous devez consommer chaque jour pour perdre du poids. Utilisez l'un des formulaires de la page 13 pour déterminer votre TMB, ou le nombre de calories qu'il vous faut lorsque vous êtes au repos. Ajoutez-y les calories que vous brûlez pendant vos activités quotidiennes. Si vous visez à perdre 0,45 kg (1 lb) par semaine, soustrayez 500 calories par jour (ce qui totalise 3 500 calories par semaine) de votre niveau de maintien.

Écrire ce total dans votre cahier vous aidera à diviser votre objectif en plusieurs étapes raisonnables, ainsi qu'à confirmer que vous saisissez bien les mesures à prendre. Il pourrait être utile de noter les menus pour quelques jours correspondant à vos exigences caloriques.

Consignez les progrès que vous réalisez

L'étape suivante consiste à mettre par écrit votre engagement à faire de l'exercice. Supposons que vous voulez brûler 400 calories par jour pour atteindre votre objectif de perte de poids. Si vous pesez 68 kg (150 lb), vous devrez passer tout près d'une heure à faire du vélo, 40 minutes à nager, ou environ 50 minutes à jouer au racquetball (vous brûlerez plus de calories si vous êtes plus lourd, moins si vous êtes plus léger).

Lorsque l'énoncé de votre objectif et les mesures pour y arriver auront été pris en note, réévaluez-les. L'objectif est-il réalisable? Pouvez-vous vraiment vous en tenir à un régime de vie qui vous permettra de perdre au moins 0,45 kg (1 lb) par semaine? Si vous n'êtes pas prêt à réduire la quantité d'aliments que vous consommez et à vous entraîner suffisamment, ajustez votre objectif initial. Planifier votre réussite vous donnera la confiance nécessaire pour atteindre votre premier objectif et en envisager d'autres plus élevés.

Enfin, faites chaque jour un effort pour

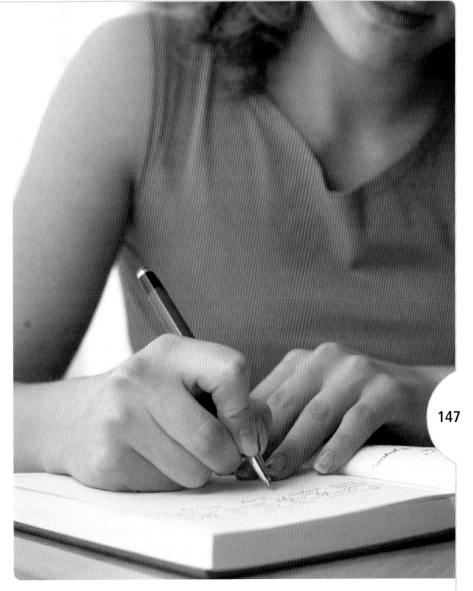

vous concentrer sur votre objectif. Écrivez dans votre carnet ou votre journal une fois par jour. Prenez en note vos bons coups («pas de dessert, 20 minutes de plus de vélo») et vos moins bons coups («ai pris le gros sac de maïs éclaté au cinéma au lieu du petit format»). Prenez conscience que vous, et vous seul, avez le pouvoir d'atteindre vos objectifs métaboliques.

59

Fixez-vous des buts pour améliorer votre métabolisme

La seule façon d'assurer que les changements que vous apportez sont durables consiste à vous engager mentalement, physiquement et émotionnellement à améliorer votre santé et votre mode de vie. Fixez-vous des objectifs clairs et réalisables qui vous permettront de mesurer vos progrès. Des études publiées en 2002 dans un article du *Journal of Instructional Psychology* confirment que les gens qui se fixent des buts ont souvent un taux de réussite plus élevé.

Fixez-vous des objectifs de forme physique précis et réalisables.
Précisez tout d'abord l'objectif que vous voulez atteindre. Notez-le dans un cahier ou un journal personnel afin de le rendre tangible et vous donner la responsabilité d'atteindre votre objectif.

Les participants d'une étude menée par le Harvard School of Public Health and Pennington Biomedical Research Center en Louisiane, et publiée en 2009 dans un article du *New England Journal of Medicine*, gardaient un journal en ligne dans lequel ils notaient leur progrès pendant le déroulement de l'étude. Le fait d'écrire dans un journal les rendait plus conscients de ce qu'ils mangeaient et de quelle façon cela contribuait à leur prise de poids.

Précisez vos objectifs: «élever mon métabolisme» n'est pas aussi précis que de se fixer un poids à atteindre à une date précise, par exemple. Et donnez-vous un échéancier à respecter pour atteindre votre objectif. Vous pouvez même ajouter des délais intermédiaires, mensuels.

Ensuite, ajoutez des détails en précisant le nombre de calories que vous devez consommer chaque jour pour perdre du poids. Utilisez l'un des formulaires de la page 13 pour déterminer votre TMB, ou le nombre de calories qu'il vous faut lorsque vous êtes au repos. Ajoutez-y les calories que vous brûlez pendant vos activités quotidiennes. Si vous visez à perdre 0,45 kg (1 lb) par semaine, soustrayez 500 calories par jour (ce qui totalise 3 500 calories par semaine) de votre niveau de maintien.

Écrire ce total dans votre cahier vous aidera à diviser votre objectif en plusieurs étapes raisonnables, ainsi qu'à confirmer que vous saisissez bien les mesures à prendre. Il pourrait être utile de noter les menus

50 calories, mais si vous ajoutez tout le fruit à votre sandwich, vous obtenez 320 calories. Une seule tranche de bacon compte environ 40 calories, mais 5 tranches au petit-déjeuner totalisent 200 calories. Les aliments lourds de calories, qui contiennent souvent beaucoup de gras, s'accumulent vite. Tenez-vous à l'écart des produits laitiers riches en matière grasse, du beurre et des vinaigrettes.

Surveillez attentivement votre apport de calories

Notez dans un carnet tout ce que vous mangez dans une journée (▶ 61). Écrivez le nom de l'aliment, la taille de la portion, et le nombre de calories. (Ces données peuvent être obtenues d'un livre de calcul des calories ou d'un site Web sur la nutrition.) Soyez honnête avec vous-même: si vous voyez qu'une portion de cajous (14 à 17) compte 165 calories, mais que vous en avez mangé tout près de 30, notez le nombre réel – votre métabolisme connaît la vérité.

Le fait qu'un aliment compte un certain nombre de calories ne signifie pas pour autant qu'un aliment semblable en contient le même nombre. Une portion de 250 ml (1 tasse) de flocons de maïs ou d'avoine compte 100 calories, par exemple, mais la même quantité de muesli frôle les 600 calories. Une portion de 115 g (4 oz) de bœuf haché maigre à 95 % renferme 150 calories, alors que la même portion de bœuf haché maigre à 70 % en compte 350. Calculez avant de manger et choisissez judicieusement.

Lisez les étiquettes des aliments emballés. Plusieurs gâteries (craquelins, biscuits et certains bonbons) sont maintenant offertes en paquets de 100 calories; vous savez donc exactement quelle quantité vous pouvez manger. Ces produits coûtent souvent plus cher que les paquets ordinaires du même aliment. Lorsque vous en connaîtrez la portion adéquate, achetez les gros sacs et calculez vous-même une portion adéquate.

Apprendre à reconnaître et à retenir la teneur en calories de vos aliments préférés prendra un certain temps, mais l'effort en vaut la peine. Bientôt, vous serez en mesure d'additionner votre apport quotidien, et choisir les bons aliments sera facile.

61

Tenez un journal des calories consommées

Que votre journée soit composée de 3 gros repas, de 5 petits, ou de repas et de collations, notez ce que vous mangez. Ceci favorise une prise de conscience qui peut vous aider à perdre du poids. Un article de 2008 de l'*American Journal of Preventive Medicine* a confirmé que les gens en surpoids qui consignaient leur repas avaient tendance à perdre jusqu'à deux fois plus de poids que ceux qui ne le faisaient pas.

Écrire ce que vous mangez vous sensibilise et vous responsabilise

Le fait de noter ce que vous consommez (et quand) vous aide à éviter de grignoter ou de manger sans avoir faim. Cela vous fait prendre conscience des calories que vous consommiez sans le réaliser ou choisissiez d'ignorer, et vous «responsabilise», ce qui peut vous

donner un petit coup de pouce. D^re Pamela Peeke, auteure de *Fit to Live*, est d'accord: «Le journal alimentaire est un outil de responsabilisation, qui aide à révéler les stratégies gagnantes. Lorsque vous devez rendre des comptes, vous risquez moins de vous dissociez de la nourriture, ou de fermer les yeux.»

Prenez un cahier réservé exclusivement à votre alimentation et notez-y chacune des choses que vous mangez. Un journal alimentaire en ligne ferait tout aussi bien l'affaire, mais imprimez ces pages blanches et laissez-les traîner là où le danger se cache: le réfrigérateur, le garde-manger, etc. Toutes les calories comptent.

Contrôlez votre apport calorique en planifiant des repas stimulants pour votre métabolisme

Faites une liste de repas qui stimulent le métabolisme. Le total des calories des repas d'une journée devrait correspondre à votre limite calorique quotidienne. De nombreux ouvrages, organisations et sites Web proposent des menus d'un nombre précis de calories. Or, ces programmes sont souvent coûteux. Ils visent souvent la perte de poids sans tenir compte de votre métabolisme. Bien que les deux approches ne soient pas incompatibles, un régime de stimulation du métabolisme diffère un peu d'un régime amaigrissant. Utilisez l'information du présent ouvrage comme point de départ de la création de menus santé stimulants pour le métabolisme.

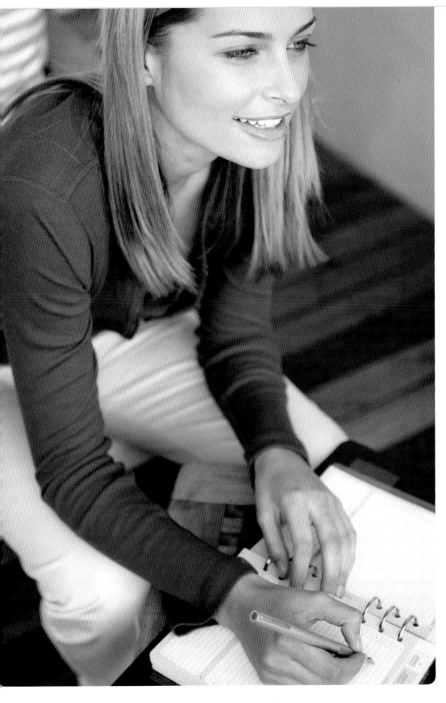

pour maîtriser votre apport calorique. Établir des plans de repas vous permet aussi de choisir les bons aliments à manger aux bons moments; c'est ainsi que vous réussirez à maintenir un métabolisme élevé la journée durant.

Si vous mangez un sac de croustilles de plus le midi, ou les pépites de poulet qui restent dans l'assiette de votre enfant, prenez-les en note; vous pouvez ajuster votre apport calorique pour le reste de la journée. Si vous dépassez votre limite avant votre dernier repas de la journée, prolongez votre marche et veillez à ce que votre repas du soir compte moins de calories qu'à l'habitude.

Plus vous serez à l'aise avec le processus, plus vous serez inventif et étofferez votre répertoire de repas.

Planifier ses repas évite de trop manger. Le fait d'être conscient de tout ce que vous mangez est un pas de géant

62

Consignez vos entraînements dans un journal de bord

Il existe de nombreuses bonnes raisons de garder un journal de vos entraînements. Plusieurs centres de conditionnement fournissent des outils qui vous permettent de consigner votre progrès.

Notez vos réalisations pour continuer d'aller de l'avant

Vous devez tout d'abord tenir un registre précis de vos progrès afin de voir ce que vous pouvez améliorer. Tenir un journal vous permet de savoir combien de répétitions vous avez effectuées à chaque appareil, ce qui crée un historique des muscles entraînés lors de votre dernier entraînement. Vous savez jusqu'où vous pouvez aller et à quel point vous avez mis votre corps à l'épreuve pour y arriver.

Ensuite, cet exercice de consignation vous permet de fixer des objectifs: vous saurez si vous faites des progrès ou si vous avez atteint un palier, vous saurez comment ajuster votre programme pour accroître votre masse musculaire et brûler des graisses. Lorsque votre distance habituelle en vélo devient facile à parcourir, c'est qu'il est temps d'accroître l'intensité de votre entraînement pour stimuler votre métabolisme.

Derrière ces deux facettes de la consignation de vos données (vos réalisations et vos objectifs) se cache le vrai avantage: voir clairement les progrès accomplis. Bien que le fait d'enfiler un vêtement de taille plus petite soit une preuve concrète que vous perdez de la graisse et gagnez en muscle, ces

changements ne se produiront pas du jour au lendemain. Votre corps gagnera en vitesse métabolique avant d'en afficher les résultats. Avoir l'impression qu'aucun progrès n'est réalisé peut vous décourager. Consigner vos progrès après chaque entraînement vous rappelle les efforts que vous avez consentis pour accélérer votre métabolisme et améliorer votre santé, ce qui devrait suffire à vous ramener au gym le lendemain.

Suivez de près vos exercices de cardio et de musculation

Une page d'exercice type devrait comporter deux sections: l'activité cardiovasculaire et la musculation. Commencez chaque journée en inscrivant la date, et votre poids. Si vous ne visez pas à perdre du poids, ou si vous vous pesez à l'occasion, inscrivez votre poids comme bon vous semble pour surveiller vos progrès. Vous peser une fois par semaine vous évitera le stress des variations et vous permettra de vous concentrer plutôt sur les moyens d'arriver à vos fins.

La section pour la musculation devrait comporter des colonnes pour le poids, le nombre de répétitions, de séries, et le nom de l'appareil ou de l'exercice. Prenez aussi en note les parties du corps que vous travaillez. La section cardio devrait comporter des colonnes pour le type d'exercice et le nombre de calories brûlées, si vous utilisez un appareil ou un moniteur qui fournit cette information. Sinon, obtenez l'information d'un livre ou d'un site Web.

Assurez-vous de noter la durée et l'intensité de votre entraînement. La plupart des appareils au gym présentent cette information. Si vous marchez dehors, prenez en note la distance parcourue et le temps. Un podomètre enregistre les distances que vous parcourez pendant un entraînement ou au cours d'une journée.

Ne vous limitez pas à consigner répétitions, kilomètres et poids. Notez aussi votre humeur avant, pendant ou après votre entraînement. Étiez-vous satisfait de votre entraînement? Manquiez-vous d'énergie? Étiez-vous fatigué et sans entrain en quittant le gym, ou plein d'énergie et prêt à recommencer le lendemain? Le repas d'hier vous pesait-il encore? Une

chanson que vous écoutiez en faisant du vélo a-t-elle aidé à faire passer le temps?

Être conscient de ce que vous ressentez, mentalement et physiquement, peut vous aider à identifier les corrections à apporter à votre programme quotidien qui vous aideront à optimiser l'efficacité de votre entraînement et stimuler votre métabolisme.

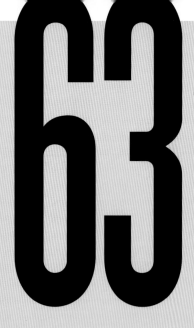

63

Entraînez-vous tôt pour un métabolisme élevé toute la journée

Une étude présentée en 2005 dans le cadre de la conférence scientifique annuelle de la North American Association for the Study of Obesity a démontré que s'entraîner tôt le matin comportait des effets mesurables sur les niveaux de triglycérides pendant toute la journée. Ceci illustre à quel point l'exercice peut avoir une incidence de longue durée sur les processus métaboliques, y compris la combustion des graisses.

De plus, s'entraîner en début de journée aide vos rythmes naturels; vous dormirez mieux et serez prêt à commencer la journée avec un autre bon entraînement. Une étude de 2003 publiée dans la revue *Sleep* a révélé que l'exercice le matin permet de mieux dormir la nuit, tandis que des études menées

en 2004 à l'Université Stanford et à l'Université de Chicago ont constaté que la privation de sommeil est peut-être liée à l'obésité (▶ **26,84**).

Les exercices du matin stimulent la combustion des calories

Chaque fois que vous élevez vos battements cardiaques par le biais d'exercices, vous stimulez votre métabolisme, et votre taux métabolique reste élevé pendant plusieurs heures après l'entraînement. Vous aidez votre corps à digérer plus rapidement vos aliments et, par le fait même, à brûler plus de calories. Vous vous sentirez plus éveillé toute la journée; à l'opposé, s'entraîner tard en soirée peut vous stimuler et vous garder éveillé; votre taux métabolique s'élèvera temporairement, mais vous

ne pourrez tirer parti du mode accéléré de combustion des graisses aussi efficacement pendant votre sommeil puisque le métabolisme ralentit alors.

Vous entraîner le matin démontre aussi votre engagement envers l'exercice. Plusieurs d'entre nous n'arrivons pas à suivre un programme qui n'est pas ancré fermement dans notre horaire. Quatre-vingts pour cent des gens qui s'entraînent quotidiennement le font le matin. En consacrant une heure, chaque matin, à de l'exercice, vous avez plus de chances de: (a) vous souvenir de le faire, parce que c'est la première chose que vous faites chaque jour; (b) éliminer les excuses de ne pas le faire (obligations sociales, travailler tard, etc.); et (c) commencer votre journée sur un ton positif. L'aspect mental de l'entraînement

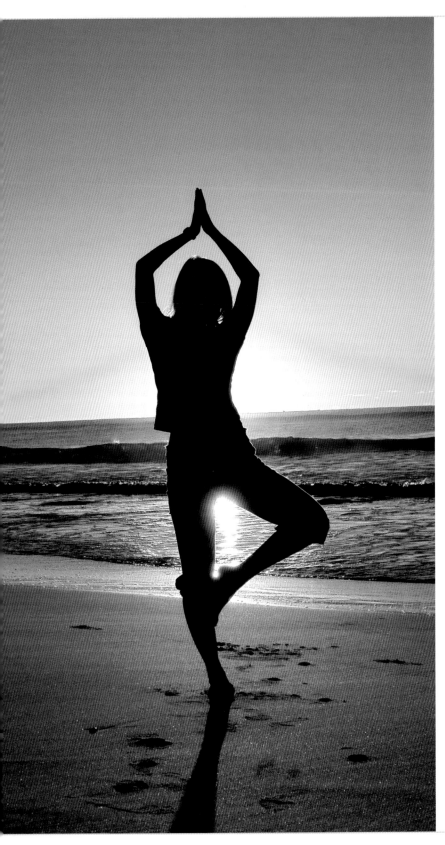

le matin ne doit pas être sous-estimé : vous préparez votre corps et votre esprit à affronter la journée. Cela peut vous aider à contrôler votre appétit et vous inciter à faire des choix santé.

Vous entraîner le matin peut aussi aider votre métabolisme de plusieurs façons, mais ne signifie pas que vous pouvez manger n'importe quoi le reste de la journée. Brûler 200 calories pendant une séance de vélo vous donne droit à 200 calories d'aliments supplémentaires – deux fruits de plus, par exemple –, si vous ne visez qu'à maintenir votre poids courant. Si vous voulez maigrir, vous devez viser un déficit de calories, c'est-à-dire vous en tenir au plan : de petits repas nutritifs répartis pendant toute la journée pour maintenir votre métabolisme en mode accéléré (▶34).

64

Mangez après un entraînement pour stimuler votre métabolisme

En mangeant les bons aliments au bon moment, vous pouvez élever votre métabolisme davantage qu'avec l'exercice seul. Des études, comme celle dont il est question dans le livre de 2001 *Eat Smart, Play Hard*, de Liz Applegate, démontrent que bien se nourrir après un entraînement peut vous aider à vous entraîner plus vigoureusement le lendemain. Lorsque vous faites de l'exercice, vous stimulez votre métabolisme à passer à la vitesse grand V et à y demeurer pendant plusieurs heures. Par conséquent, vous brûlerez plus de calories plus vite et efficacement par la suite qu'à d'autres moments de la journée. Bien sûr, vous consommez tout de même des calories, mais vous profitez d'un métabolisme plus rapide en mangeant dans l'heure après votre entraînement. Certains culturistes et athlètes de haut niveau avalent une barre protéinée ou un lait frappé immédiatement après un entraînement. Pour la plupart d'entre nous, il n'est pas indispensable de manger aussitôt après un entraînement pour garder notre métabolisme en accéléré.

Régalez-vous de protéines et de glucides après un entraînement

Le repas qui suit l'entraînement devrait être composé principalement de protéines et de glucides, idéalement de digestion facile. Des équipes de sport professionnel ont cherché les meilleures façons d'alimenter leurs athlètes après leurs sessions de musculation de haute intensité; elles ont constaté qu'un rapport de quatre glucides pour une protéine accroît de façon minimale, mais mesurable, leur puissance et leur récupération. Croyez-le ou non, le lait au chocolat est l'une des petites gâteries à prendre après l'entraînement, dont le ratio optimal de 4 fois plus de glucides que de protéines est celui que certains entraîneurs professionnels recommandent.

L'exercice vide les réserves de glycogène de votre corps (le glucose stocké qui constitue une forme d'énergie prête à utiliser). Parce que ces réserves sont rétablies plus rapidement à partir de glucides, le repas idéal à prendre après un entraînement devrait être composé de glucides complexes (▶16), notamment du pain de blé entier (complet), du riz brun, des fruits ou des légumes. De plus, le corps remplace son glycogène plus efficacement durant une courte période de temps — jusqu'à une heure environ — après un entraînement, le moment idéal pour prendre un repas santé. Il vous faut à tout prix votre jus d'orange et votre bagel? Allez jogger avant.

Les protéines sont aussi un bon choix car elles aident à renforcer et réparer les muscles (▶ 17) . Une étude de 2002 publiée dans le *Journal of Applied Physiology* a démontré que les réserves de glycogène dans les muscles doublaient lorsqu'une combinaison de protéines et de glucides était consommée après un entraînement. Les participants s'entraînaient vigoureusement; certains devaient prendre un supplément de protéines et glucides, d'autres, seulement des glucides. Le niveau de glycogène des participants chutait immédiatement après leur séance d'exercice, mais

remontait plus vite chez ceux qui avaient pris des suppléments protéines-glucides que chez ceux qui avaient consommé uniquement des glucides. Choisissez les protéines faibles en gras, comme des viandes maigres ou des produits laitiers faibles en gras. Les laits frappés protéinés vous donnent de grandes quantités de protéines, mais méfiez-vous du sucre et des calories qu'ils contiennent souvent.

Mangez léger après l'entraînement pour optimiser la combustion des graisses

Éviter de manger de grandes quantités de gras après l'exercice. Le gras se digère plus lentement que les glucides; vous devrez attendre avant de pouvoir puiser de l'énergie des glucides sains de votre repas. Évitez les protéines riches en graisses comme le fromage fait de

lait entier, le beurre d'arachides, ou les viandes rouges grasses. Un repas trop copieux risque de vous alourdir alors que vous devriez vous sentir plein d'énergie. Consommer de petits repas nutritifs après un entraînement maximisera votre potentiel de combustion des graisses et augmentera votre masse musculaire, une alliance idéale pour élever votre métabolisme et le maintenir.

Évitez la déshydratation pendant que vous vous entraînez. Nous sommes nombreux à ne pas boire assez d'eau pendant l'exercice. La déshydratation est un tue-métabolisme, et boire un grand verre d'eau après un entraînement peut aider à prévenir ou atténuer ce problème. Parce que l'eau sert aussi de coupe-faim, vous serez rassasié par de plus petites portions(▶ 38) .

65

Évitez les blessures avec l'échauffement et la récupération

Pour améliorer la métabolisation, il importe d'inclure des transitions à vos entraînements. L'American College of Sports Medicine recommande une période d'échauffement avant d'entreprendre votre programme, afin de préparer vos muscles. Les échauffements peuvent aussi accélérer la métabolisation. Une étude menée auprès d'athlètes mâles, publiée en 2001 dans le *Journal of Sports Sciences*, a révélé qu'après un échauffement préalable à un entraînement vigoureux, «le mécanisme qui permet à la température des muscles d'augmenter influence certaines réactions métaboliques pendant un entraînement de haute intensité».

Vous ne verrez jamais un marathonien professionnel à peine levé du lit partir courir sans s'échauffer au préalable.

Les muscles, les articulations, les ligaments et autres tissus sont mieux préparés à affronter un entraînement ardu lorsqu'ils sont échauffés et assouplis. Ceci aide à prévenir les douleurs musculaires et réduit le risque de blessures.

Incorporer des transitions de cinq minutes à vos entraînements

Un échauffement se traduit souvent par une activité aérobique de faible intensité. Si vous prévoyez aller courir, échauffez-vous en marchant, en variant votre foulée pour évaluer votre amplitude de mouvement, avant de jogger doucement pendant environ cinq minutes afin d'accélérer votre fréquence cardiaque et d'augmenter votre température corporelle graduellement. Procéder lentement alimente vos muscles en oxygène à un rythme modéré

afin de les préparer à la tâche qui les attend. La période d'échauffement devrait avoir lieu immédiatement avant les étirements, selon l'American College of Sports Medicine.

Il est tout aussi important de terminer votre entraînement par une période de récupération au moment où vous y mettez fin, ou tout de suite après vos exercices de cardio, pour que vos muscles soient prêts au prochain entraînement. Le but est de diminuer graduellement votre fréquence cardiaque et la température de votre corps. Après avoir roulé à toute vitesse sur un vélo stationnaire ou joggé à un bon rythme pendant 30 minutes, récupérez pendant cinq à dix minutes en réduisant lentement votre vitesse et le rythme de votre entraînement.

Veillez à la santé de vos muscles

Pendant un entraînement vigoureux, vos muscles utilisent leur réserve de glycogène pour obtenir de l'énergie, et le corps produit du «lactate» (ou acide lactique), qui s'accumule au cours d'un entraînement intense. Grâce à une bonne période d'échauffement, le lactate s'accumule graduellement et est éliminé pendant la période de récupération. Sans une période de récupération transitoire, les niveaux d'acide lactique peuvent chuter soudainement, d'où les muscles endoloris.

Selon un article de 2006 dans la revue *Applied Physiology,* des études démontrent que l'arrêt soudain d'un exercice peut entraîner un flux sanguin plus abondant sans destination précise. Le sang peut ainsi s'accumuler dans les bras et les jambes, et parfois entraîner des étourdissements. Une période de récupération permet aux sous-produits de l'énergie de se dissiper lentement, et au corps de rediriger le flux sanguin vers les zones qui en ont besoin.

Un échauffement et une récupération adéquats aident à prévenir les courbatures et à maintenir vos muscles en bon état pour le prochain entraînement. L'exercice quotidien et une bonne alimentation sont les meilleures façons d'élever votre métabolisme et de le maintenir ainsi. Sans échauffement ni récupération, il vous faudra peut-être quelques jours de repos entre chacune de vos séances d'exercice.

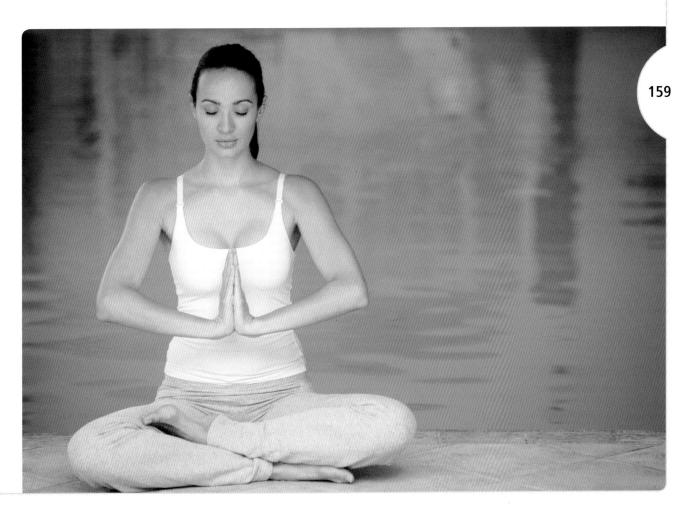

66

Modifiez l'horaire de vos repas pour maintenir un métabolisme élevé

Pour maximiser votre métabolisme, offrez-vous un repas ou une collation santé toutes les deux heures, au lieu des trois repas par jour habituels. Une étude effectuée en 2000 sur des athlètes féminines, et publiée dans la revue *Medicine & Science in Sports & Exercise*, a démontré que les femmes qui ne mangeaient rien pendant de longues périodes au cours d'une même journée présentaient un pourcentage plus élevé de tissus adipeux que celles qui mangeaient régulièrement.

Une étude suédoise rapportée dans la revue *Obesity* en 2008 a démontré que le fait de manger régulièrement aidait à prévenir le syndrome métabolique, un trouble souvent présent chez les personnes obèses et sédentaires,

et peut mener à des problèmes cardiovasculaires et même au diabète.

Manger fréquemment stimule votre métabolisme

Chaque fois que vous mangez, les aliments sont décomposés en molécules qui sont ensuite livrées à différentes parties du corps, selon les besoins. Les glucides pénètrent dans le système sanguin rapidement et fournissent de l'énergie; les protéines renforcent et entretiennent les structures cellulaires; les gras sont décomposés et brûlés ou stockés. Votre métabolisme doit augmenter sa vitesse pour accomplir ces tâches. En mangeant périodiquement pendant la journée, vous donnez à votre métabolisme plusieurs occasions d'accélérer, et votre niveau d'énergie demeure plus constant.

Ne manger que trois fois par jour (ou deux, si vous sautez souvent le petit-déjeuner) peut faire entrer votre métabolisme en «mode famine»: votre corps se met à conserver des calories. Il vous faut un certain nombre de calories par jour pour assurer les fonctions du corps. Si ces calories ne sont pas fournies par des aliments, votre corps brûle d'abord ses réserves de glycogène. Une fois celles-ci épuisées, le corps transforme vos tissus musculaires maigres en énergie pour alimenter votre cœur, vos poumons et vos autres organes.

Deux facteurs nuisent alors à votre métabolisme. Compte tenu du nombre réduit de calories que vous absorbez, votre corps ralentit pour tirer le maximum du peu de calories qu'il reçoit. De plus, la masse musculaire diminue, alors que les muscles sont des tissus qui contribuent largement à accélérer le taux métabolique.

Presque tout système mécanique fonctionne mieux si vous le laissez fonctionner à une vitesse constante plutôt que de l'arrêter et de le redémarrer continuellement. Votre corps et ses réactions chimiques fonctionnent aussi mieux de cette façon. Au lieu d'alimenter votre système de temps en temps avec deux ou trois gros repas par jour, ce qui fait souvent démarrer et arrêter votre métabolisme, il vaut mieux ingérer de petites quantités de nourriture plus souvent.

S'alimenter régulièrement évite les fringales incontrôlables

Une étude publiée en 1999 dans la revue *Appetite* démontrait que des hommes en santé avaient moins faim lorsqu'ils espaçaient leurs repas également pendant le jour au lieu de manger des repas plus copieux moins fréquemment. Si vous attendez des heures avant d'arriver à l'heure du repas désigné, vous serez affamé en commençant à manger. Comme il faut parfois vingt minutes avant que votre cerveau reçoive le signal de satiété, vous risquez de manger de plus grosses quantités que celles dont vous

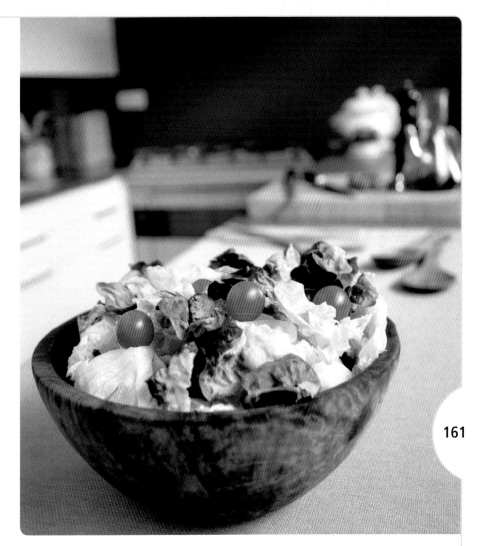

avez besoin avant que votre cerveau vous avise qu'il est temps d'arrêter.

Si préparer cinq ou six petits repas ne vous convient pas, mangez trois repas de taille moyenne et deux collations santé. Pourvu que vos collations soient saines, en prendre une toutes les deux heures environ en alternance avec de petits repas nourrissants fournira à votre corps l'alimentation qu'il lui faut pour maintenir votre métabolisme en état de marche constante (▶ 34).

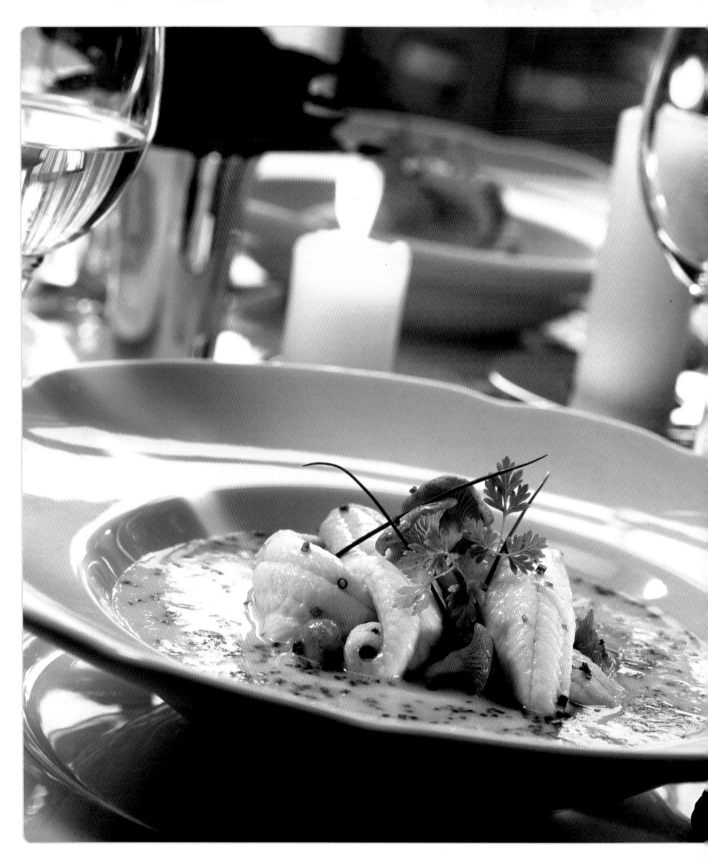

67

Accordez-vous amplement de temps pour digérer en soirée

Le repas du soir, pour bien des gens, est le plus copieux et le plus riche en calories. Or, le taux métabolique ralentit la nuit puisque votre niveau d'activité baisse pendant votre sommeil. Idéalement, il faut «faire le plein» lorsque votre métabolisme est pleinement en fonction (▶63,64) et qu'il peut digérer et utiliser plus efficacement les aliments que vous consommez. Si vous mangez tout juste avant d'aller au lit, votre métabolisme ralenti digérera les aliments plus lentement. Une plus grande part des calories risque d'aller tout droit vers vos réserves de graisse.

Or, une petite étude menée auprès de singes rhésus au National Primate Research Center de l'Université Health & Science en Oregon a démontré que vous ne serez pas plus porté à prendre du poids si vous mangez tard que si vous mangez pendant la journée. Les calories sont des calories, peu importe à quel moment vous les ingérez. Le vrai problème associé à manger tard en soirée, selon Betty Kovacs, directrice du Nutrition for the New York Obesity Research Center Weight Loss Program, est le fait que bien des gens ont de la difficulté à restreindre leurs portions en soirée et finissent par consommer trop de calories.

Digérez vos aliments complètement avant d'aller au lit

La meilleure approche pour stimuler votre métabolisme est de vous offrir des repas légers en soirée (▶35). Essayez de vous en tenir à des protéines et des légumes, délaissez les gras et les glucides simples. Donnez à votre corps deux heures pour digérer avant d'aller au lit. Et comme digérer nécessite de l'énergie et stimule votre métabolisme, ceci facilite aussi le sommeil. Comme des études menées en 2004 à l'Université Stanford et à l'Université de Chicago l'ont démontré, la privation de sommeil est peut-être liée à l'obésité (▶26,84).

S'il vous arrive de manger un repas du soir trop copieux, faites une promenade pour aider la digestion et brûler quelques calories. Des exercices légers peuvent vous aider à mieux dormir mais des exercices vigoureux après un repas lourd sont déconseillés, car les réserves de sang nécessaires à la digestion seraient dirigées plutôt vers d'autres muscles.

68

Prenez tout votre temps pour manger et perdez du poids

Plus vous mangez lentement, moins vous risquez de trop manger. Une étude de 2008 publiée dans le *Journal of the American Dietetic Association* a confirmé que manger lentement peut aider à une réduction des quantités ingérées. En fait, le cerveau prend un certain temps avant de vous signaler que vous êtes rassasié; pendant ce temps, vous continuez de manger plus qu'il ne faut.

Il se passe environ vingt minutes entre le moment où vous cessez de manger le nombre de calories nécessaire pour combler votre TMB et le moment où vous êtes rassasié. Pourquoi? Une étude de 1980 publiée dans la revue *Science* a constaté que le signal qui indique que vous êtes repu provient des intestins, et non de votre estomac. Les aliments doivent donc d'abord pénétrer, remplir et passer par votre estomac. Vos intestins envoient ensuite un signal à votre cerveau, qui active la réponse de satiété dans l'hypothalamus, ce qui vous fait arrêter de manger.

Savourez votre repas, et vous mangerez moins

Un délai de vingt minutes peut être long si vous avalez votre repas en vitesse et ne portez pas attention aux signaux de votre corps. Une étude de 2006 menée auprès d'étudiantes à l'Université de Rhode Island s'est penchée sur la vitesse et la consommation de calories. La directrice de la recherche, Kathleen Melanson, directrice de l'Energy Metabolism Laboratory de l'université, a révélé que les étudiantes «avaient consommé 67 calories de plus en neuf minutes que le nombre qu'elles avaient consommé en vingt-neuf minutes». Les femmes avaient aussi affirmé qu'elles étaient moins rassasiées une heure après avoir mangé rapidement qu'après avoir mangé plus lentement et savouré leurs aliments.

Comment éviter de tomber dans le piège? Vous pouvez d'abord manger une petite portion et prendre de 20 à 30 minutes pour la manger. Savourez-en l'arôme, les couleurs et les saveurs. Mastiquez soigneusement vos aliments (bien mastiquer facilite la digestion et vous fait apprécier davantage vos aliments). Déposez votre fourchette entre deux bouchées, et utilisez une petite plutôt qu'une grande fourchette. Manger n'est pas seulement un moyen de fournir de l'énergie à votre corps, mais aussi une expérience multisensorielle agréable.

Lorsque vous avez fini de manger une petite portion, demandez-vous si vous avez encore faim avant de vous en servir une deuxième. Buvez un grand verre d'eau (▶ 38). Attendez un peu, et réévaluez la situation. Si vous avez honnêtement encore faim, servez-vous une autre petite portion d'aliments santé et, encore une fois, mangez lentement.

Préparez des repas qui ne peuvent être avalés rapidement

Si vous croyez que vos repas ne sont pas dignes de vingt minutes de votre temps, rendez-les plus attrayants. Cuisinez avec une variété savoureuse d'aliments santé de couleurs vives et de textures variées. Utilisez des poivrons rouges ou jaunes plutôt que verts, par exemple, ou transformez votre repas en une brochette. Combiner les textures peut augmenter le temps que vous accordez à votre repas: avaler une salade à toute vitesse, par exemple, est très difficile, tandis qu'un lait fouetté peut-être bu en quelques minutes. Fixez-vous des objectifs: ne pas être la première personne à finir de manger, laisser un peu de nourriture dans votre assiette. Changer vos idées préconçues d'un repas – et vos vieilles habitudes – peut vous aider à adopter la nouvelle et saine habitude de manger lentement.

Manger lentement lorsque vous mangez à l'extérieur est souvent plus facile qu'à la maison. Lors d'un repas au restaurant entre amis, par exemple, profitez de la conversation avec vos compagnons pour ralentir.

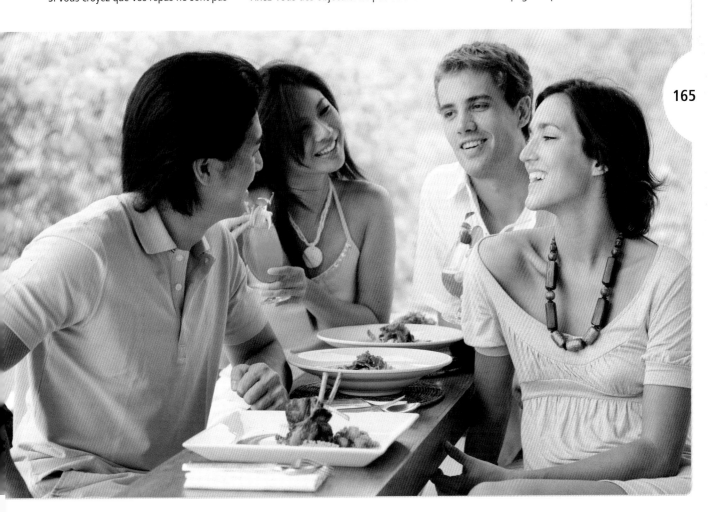

69

Les bienfaits des tâches quotidiennes sur le métabolisme

Rien ne vous oblige à passer des heures au gym ou à faire appel à un instructeur personnel pour atteindre vos objectifs d'entraînement. Notre corps a été conçu pour effectuer des tâches physiques exigeantes quotidiennement. Toutes les activités qui exigent un mouvement physique brûleront des calories et alimenteront votre métabolisme, surtout lorsqu'elles sont effectuées volontairement, de façon constante et avec vigueur. Vu de cet angle, s'«entraîner» prend une tout autre signification.

Vos tâches quotidiennes: autant d'occasions de vous entraîner

Nos ancêtres agriculteurs brûlaient énormément de calories dans l'accomplissement de leurs tâches. Obésité et métabolisme lent ne faisaient pas partie de leur réalité. Trente minutes à nourrir le bétail, par exemple, nécessitaient 150 calories, traire les vaches, 100 calories, et lancer du foin à la fourche permettait d'en brûler 280.

De la même façon, pelleter de la neige pendant trente minutes exige 220 calories, tandis que balayer le garage ou la remise du jardin en requiert environ 135 par tranche de 30 minutes.

Trente minutes d'aspirateur vigoureux brûlent environ 120 calories, autant que laver le parquet ou frotter les taches du plancher; épousseter ou faire le lit brûle environ 80 calories par tranche de 30 minutes, plier du linge environ 70. Même 20 minutes à ranger l'épicerie brûleront environ 60 calories. Et si vous pliez les genoux au lieu de vous pencher, vous aurez l'avantage de tonifier vos hanches, cuisses et fesses.

Travailler sur votre voiture (changer l'huile, par exemple) nécessitera environ 200 calories à l'heure. Aider un ami à déménager peut exiger 400 calories à l'heure, davantage s'il y a un escalier. Tondre la pelouse avec une tondeuse à rouleaux manuelle exige 180 calories par tranche de 30 minutes, préparer un repas, 80 calories (si vous ne goûtez pas constamment aux plats qui mijotent...).

Les activités quotidiennes consomment plus de calories que vous ne le pensez

S'il faut choisir entre rester à rien faire sur le canapé ou faire n'importe quoi d'autre, choisissez «n'importe quoi d'autre». Saviez-vous que 30 minutes

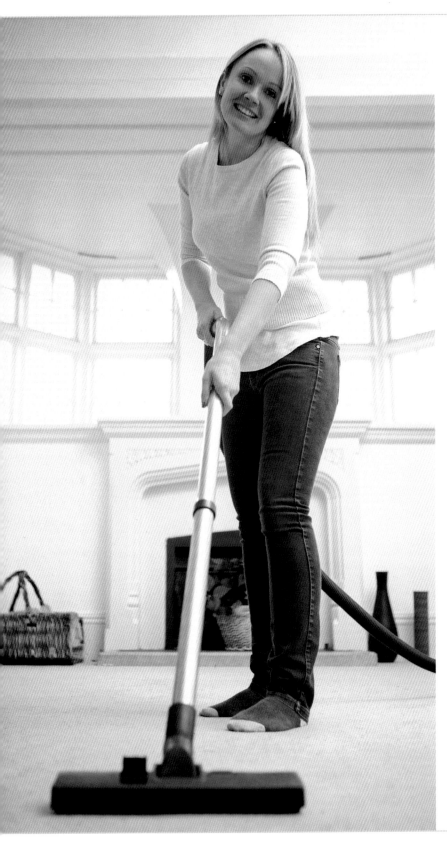

de trompette nécessite 80 calories et danser dans le salon avec vos enfants jusqu'à 150 (davantage si vous bougez vraiment)? De toute évidence, toutes les formes d'activité physique sont bonnes pour votre métabolisme. Ne ratez pas les occasions toutes simples à intégrer à votre vie de tous les jours.

Bien sûr, votre corps brûlera de la graisse plus efficacement par le biais d'une activité qui requiert beaucoup d'énergie. Or, vos activités ordinaires quotidiennes peuvent augmenter le nombre de calories que vous brûlez et le nombre de kilos que vous perdez. Souvenez-vous que 0,45 kg (1 lb) de poids corporel équivaut à 3 500 calories. Si vous brûlez de façon constante 500 calories de plus par jour pendant un an, vous aurez brûlé jusqu'à 182 500 calories, l'équivalent d'environ 23 kg (50 lb)!

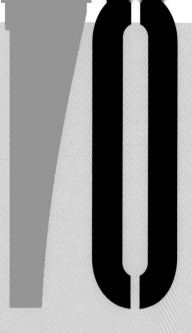

Joignezez-vous à un groupe d'entraide pour renforcer vos objectifs

Une recherche présentée en 2006 lors de la réunion annuelle de l'International Federation for the Surgery of Obesity à Sydney, en Australie, a démontré que les gens obèses qui font partie d'un groupe d'entraide et vont aux réunions perdent plus de poids que ceux qui font cavalier seul. Savoir que vous n'êtes pas seul à viser une meilleure santé est rassurant et entraînant.

Les bons et les moins bons côtés des groupes d'entraide

Un groupe d'entraide est composé de gens qui se regroupent, animés par une même cause. Les membres du groupe discutent de leur expérience individuelle et s'encouragent. Certains groupes sont composés exclusivement de personnes dont la situation est semblable à la vôtre, d'autres sont dirigés par une nutritionniste, un médecin ou un expert de la forme physique. Les membres échangent aussi des ressources, des remèdes et des conseils relativement à leur objectif commun. Les réunions peuvent avoir lieu n'importe où: dans un centre médical, un sous-sol d'église, un centre communautaire ou chez un membre.

Le bon côté d'appartenir à un groupe d'entraide est que vous aurez l'occasion de rencontrer des gens aux prises avec les mêmes problèmes que vous, qui vous comprennent, et vous pouvez y discuter des détails de votre régime et de votre programme d'exercice.

Quels sont les mauvais côtés des groupes d'entraide? Les groupes d'«entreprise», qui offrent aussi des consultations particulières avec des experts, sont parfois coûteux, et les règles d'admission sont habituellement strictes. Les groupes locaux sont parfois plus souples, et des réunions de groupes plus restreints sont parfois moins intimidantes.

Les groupes d'entraide en personne ne conviennent pas à tout le monde. Si vous n'êtes pas à l'aise avec votre corps, en parler face à face avec des étrangers est sans doute la dernière chose dont vous ayez envie. Songez plutôt à vous inscrire à un groupe qui n'organise pas de rencontres en personne.

Trouver un groupe qui vous convient

Lorsque vous cherchez à vous inscrire à un groupe d'entraide, vérifiez d'abord auprès de votre médecin ou agent d'assurances. Certains plans médicaux couvrent les coûts associés à un groupe d'entraide de soutien de la santé. La plupart des gyms et des clubs de santé ont des groupes d'entraide; informez-vous auprès du directeur de votre club ou des ressources humaines de votre employeur. Votre hôpital de quartier serait peut-être en mesure de vous référer à un groupe dans votre voisinage. Vous pouvez aussi vérifier auprès de vos centres de loisirs ou communautaires locaux. Les collèges et universités de votre région offrent peut-être les mêmes services, de même que votre bibliothèque municipale.

L'une des meilleures façons de vous en tenir à votre plan de mise en forme est de faire équipe avec un ami ou un membre de votre famille qui a les mêmes objectifs. Communiquez par téléphone, par courriel ou en personne, chaque jour, pour vous encourager réciproquement. Si vous préférez participer à un système d'entraide en ligne, il en existe de très bons. Vous pouvez aller sur un site Web ou un blogue, chercher un babillard électronique, ou vous inscrire à une liste d'envoi pour localiser des personnes aux objectifs similaires aux vôtres.

Un groupe d'entraide ne fera pas d'exercice à votre place, ne préparera pas vos repas ni un programme approprié. Vous devrez accomplir le plus gros du travail vous-même. Or, un groupe d'entraide peut compter parmi les changements de vie et d'habitudes que décidez d'apporter. Vous pouvez aussi y trouver un havre où partager vos réussites et surmonter vos échecs.

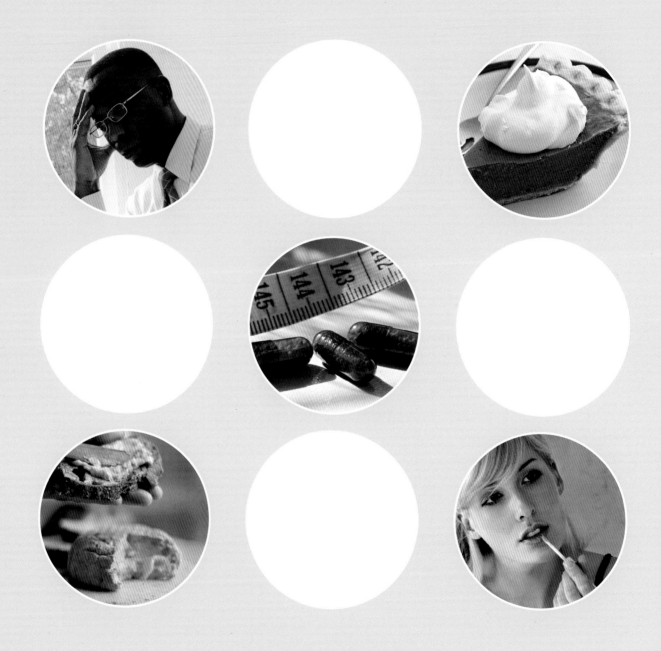

6^E PARTIE

Les éléments destructeurs du métabolisme:
lesquels éviter et pourquoi

Ne comptez pas sur les pilules amaigrissantes

Les solutions miracles n'existent pas. Si vous croyez qu'un produit est trop beau pour être vrai, vous avez sûrement raison. Bien que plusieurs personnes qui les essaient perdent un peu de poids au début, elles le reprennent en un rien de temps, comme l'indique l'exposé de synthèse de 2007 publié dans le *British Medical Journal*. Certaines pilules amaigrissantes peuvent être très dangereuses.

Les dangers de bloquer les signaux naturels

Il existe plusieurs catégories de suppléments amaigrissants, et ils fonctionnent de différentes façons. Les pilules amaigrissantes les plus courantes coupent l'appétit en portant obstacle aux signes de la faim normaux envoyés par l'hypothalamus qui régule aussi la température du corps, le sommeil, la fatigue et la soif. Les coupe-faim peuvent donc entraîner une série d'effets désagréables comme l'épuisement, la bouche sèche, l'irritabilité et des troubles d'estomac.

Certaines pilules bloquent l'absorption des gras par les intestins. Il s'agit d'un processus désagréable, et plusieurs utilisateurs éprouvent des flatulences, des selles molles et des crampes intestinales. D'autres agissent par stimulation du système nerveux. Bien que leur but soit d'accélérer votre digestion et votre métabolisme, elles peuvent aussi élever votre pression sanguine, donc, un risque plus élevé de crise et de maladie cardiaques. Les pilules amaigrissantes contenant de l'éphédra ont été interdites par la Food and Drug Administration en 2004 parce qu'elles augmentaient le risque de crise cardiaque et d'AVC, comme le rapportait en 2003 le *Journal of the American Medical Association*. Une autre controverse a fait surface en 1997, alors qu'une corrélation avait été établie entre la maladie des valvules cardiaques et les pilules amaigrissantes de fenfluramine et phentermine, comme en faisait état le *New England Journal of Medicine*.

Tout ce qui coupe la faim peut faire obstacle à la réponse naturelle du corps face aux signes de faim et de soif. Nourrir le corps régulièrement d'aliments nutritifs est l'une des meilleures façons de maintenir le métabolisme élevé (▶ **34, 66**). Réduire l'apport calorique en coupant la faim de façon artificielle peut en fait ralentir le métabolisme, ce qui entraîne une perte de poids plus lente et une baisse d'énergie. Bien dormir est un facteur extrêmement important de l'optimisation du métabolisme (▶ **26,67**), et certaines pilules peuvent perturber les habitudes de sommeil normales.

L'enthousiasme est remplacé par la déception

Songez aussi au risque pour votre santé émotionnelle. Lorsque les fameuses pilules ne remplissent pas leur promesse, la déception et la frustration remplacent l'espoir. Un sentiment négatif vous habite (▶ **73**), pouvant vous conduire à manger pour compenser. En fait,

il semblerait que les personnes qui obtiennent de bons résultats avec ces pilules sont celles qui surveillent leur alimentation et s'entraînent, au lieu de compter uniquement sur des suppléments pour perdre du poids.

Aucune pilule ne peut remplacer des habitudes alimentaires saines et l'exercice, et aucune n'élèvera votre taux métabolique ni réduira votre poids et votre gras corporel à long terme. Le seul moyen dûment éprouvé d'élever le taux métabolique consiste à

changer ses comportements de façon permanente. Certains suppléments peuvent en effet élever le métabolisme et aider à la combustion des graisses. Or, gardez-vous de confondre les vitamines, minéraux et herbes nécessaires et les potions «magiques» qui font plus de mal que de bien.

173

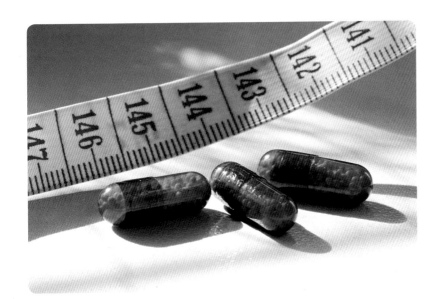

12

Ne vous laissez pas berner par les édulcorants artificiels

Les édulcorants artificiels vous épargnent peut-être quelques calories, mais à la longue, ils peuvent entraîner une prise de poids, une résistance à l'insuline et un métabolisme lent. Une étude menée en 2008 sur des animaux et publiée dans la revue *Behavioral Neuroscience* a constaté que la consommation d'aliments sucrés artificiellement augmentait l'appétit, l'apport calorique et le poids.

Il existe plusieurs édulcorants artificiels ou succédanés du sucre sur le marché. Ces additifs utilisent autre chose que du sucre de table blanc (saccharose) pour donner aux aliments et boissons leur goût sucré. Le nom scientifique de l'aspartame (NutraSweet et Equal) est «ester méthylique de la N-L-alpha-aspartyl-L-phénylalanine» – tout un

nom! La saccharine (Sweet'n'Low) est de la sulfinide benzoïque. Le sucralose (Splenda), le néotame, et l'acésulfame potassium, sont d'autres édulcorants sans sucre aisément disponibles.

Des messages déroutants qui créent des problèmes à long terme

Lorsque vous mangez un aliment sucré avec du sucre, votre cerveau reçoit un signal et prépare votre métabolisme à commencer la digestion de glucose. Les édulcorants artificiels incitent aussi le cerveau à déceler un aliment sucré. Or, étant donné que les succédanés ne fournissent par les calories du glucose, votre métabolisme peut hésiter à décoder ces signaux. L'hypothalamus, la partie du cerveau qui jauge l'appétit, risque

de perdre son efficacité à identifier avec précision la faim et la soif.

Les aliments au goût sucré sucrés artificiellement peuvent mener à une variété de troubles dangereux. Des études dont il est question dans un article de 2007 publié dans le Journal of Nutrition démontrent que la consommation de boissons sucrées peut conduire à l'insulinorésistance qui précède souvent le diabète. Un autre article publié en 2008 dans la revue Circulation, a démontré que les consommateurs fréquents de boissons faibles en calories ont un risque plus élevé de souffrir d'obésité et du «syndrome métabolique», les deux pouvant mener à un diabète ou à une maladie de cœur.

Des saveurs naturelles pour satisfaire votre faible pour les sucreries

Que faire lorsque vous êtes tenaillé par l'envie de sucre? Au lieu de vous gorger de boissons et d'aliments sucrés artificiellement, offrez-vous plutôt une petite quantité d'un aliment sucré naturellement. Remplacez la boisson gazeuse par de l'eau gazéifiée agrémentée d'un trait de jus de fruits. Laissez tomber la tablette de chocolat «minceur» et offrez-vous un carré de vrai chocolat noir onctueux, qui contient une variété de nutriments santé.

Vous pouvez aussi essayer un succédané naturel comme la stévia. Dérivée d'une plante de l'Amérique du Sud, elle ne contient aucune calorie et n'augmente pas la glycémie. Considérablement plus sucrée que le sucre, vous n'aurez qu'à utiliser un dixième de la quantité dans les recettes qui comportent du sucre. Le miel et autres succédanés sont d'autres solutions de rechange sucrées, mais ils contiennent des calories et influencent la glycémie.

Le choix le plus sensé pour réguler le métabolisme est le sucre d'origine naturelle. Sortez de l'ordinaire (▶ 29) et apaisez vos fringales avec quelque chose de nouveau, de sain et sans ingrédients artificiels. Apprenez à vos papilles à apprécier le goût naturel des aliments, et vous perdrez peut-être vos envies de boissons gazeuses et de gâteries sucrées artificiellement.

Les édulcorants artificiels sont parfois indiqués dans le régime de certaines personnes. Si vous êtes diabétique et devez surveiller votre consommation de sucre, les édulcorants peuvent vous permettre de vous offrir des produits de boulangerie et autres gâteries à l'occasion. Quels que soient vos choix alimentaires, la modération est toujours préférable.

73

Une bonne attitude: le secret pour maintenir de bonnes habitudes

Si vous avez une mauvaise attitude par rapport à vous-même, vous risquez de ralentir beaucoup vos progrès. Selon D^re Pamela Peeke, auteure de *Fit to Live*, «pour affiner votre silhouette, vous devez assainir votre état mental». Une étude publiée en 2001 dans le *Journal of the American Dietetic Association* a constaté que les mères qui avaient une attitude positive face à la perte de poids faisaient plus d'exercice après leur accouchement, et perdaient en moyenne 5,5 kg (12 lb) de plus que celles qui n'en faisaient pas.

Prenez un engagement de longue durée

Des études, comme celle qui a été publiée en 2007 dans l'*American Psychologist*, confirment que la plupart des gens ne perdent pas de poids en permanence en suivant un régime. Les changements qui élèveront le métabolisme sont des changements de mode de vie. Il ne s'agit pas de gestes temporaires à ajouter ou à supprimer de votre mode de vie existant; les ajustements que vous apporterez seront permanents, si vous voulez élever votre métabolisme et le maintenir ainsi à jamais.

Un article de 2007 publié dans le *Journal of Experimental Social Psychology* explique que les gens tendent à chercher de l'information qui correspond à leur attitude. En sachant que vous faites les bons gestes et que vous êtes satisfait des progrès accomplis, vous serez davantage porté à chercher d'autres informations qui vous seraient encore plus bénéfiques. Si vous n'êtes pas prêt à apporter des changements à votre mode de vie, vous diminuez largement vos chances de réussite. Engagez-vous verbalement, mentalement ou par écrit (▶ 59, 61, 62).

Tirez profit de votre succès, et de vos échecs

«Vous devez débusquer les propensions et les habitudes qui entravent votre réussite», affirme D^re Peeke. Au lieu de vous sentir coupable d'avoir trop mangé hier soir, tenez-vous-en à un menu santé aujourd'hui. Au lieu de déplorer que vous n'avez pas fait d'exercice hier, allez au gym aujourd'hui. Mettre l'accent sur ses erreurs est autodestructeur. Utilisez-les à votre avantage pour apporter des changements durables.

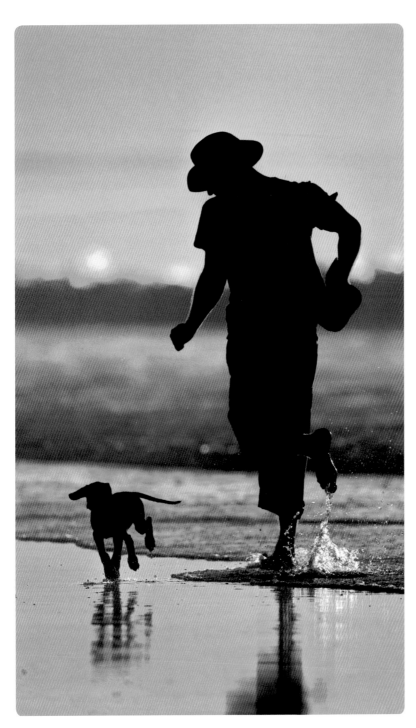

Efforcez-vous aussi de bien choisir vos mots, verbalisés ou non. Tout ce que vous dites et pensez devrait appuyer vos objectifs sous-jacents d'élever votre métabolisme et apporter des changements sains à votre vie. Le pessimisme ne fait que miner votre volonté et votre estime de soi. N'hésitez pas à consulter un professionnel tel que votre médecin de famille ou un thérapeute si vous ressentez un problème d'attitude.

4 Résistez aux gras saturés et trans

On entend souvent qu'il faut éliminer les gras de notre alimentation car ils nous font grossir, n'est-ce pas? En fait, ce sont les gras trans et saturés qu'il faut éliminer si vous tentez d'élever votre métabolisme et perdre du poids. Des études, comme celle qui a été présentée lors des sessions scientifiques de l'American Diabetes Association en 2006, établissent un lien entre les gras trans et la prise de poids, même chez ceux dont l'apport calorique est limité.

Les gras trans (ou acides gras trans ou gras partiellement hydrogénés) sont un type de gras insaturés créés à partir de l'hydrogénation partielle d'huile végétale. En ajoutant de l'hydrogène à des gras insaturés, ils deviennent saturés, c'est-à-dire qu'ils sont plus solides et stables pour cuisiner à des températures plus élevées. On trouve les gras trans dans les shortenings, margarines, aliments frits, biscuits, croustilles, beignets, tartes et autres pâtisseries et grignotines. Ils entrent dans la composition de plusieurs aliments parce qu'ils sont bon marché, se conservent longtemps, et peuvent servir plus d'une fois (comme dans les friteuses). Depuis 2006, la FDA exige que tous les fabricants de produits alimentaires indiquent sur leurs emballages la quantité de gras trans qu'ils contiennent; il est donc assez facile de les éviter.

Trouver la solution de rechange aux gras saturés

Les gras saturés demeurent solides à la température de la pièce: huile de coco, beurre, saindoux, produits laitiers entiers et coupes de viande grasses. Plusieurs aliments frits ou transformés du commerce sont riches en gras saturés. Les gras saturés sont hypercaloriques.

On trouve beaucoup de données contradictoires relativement au lien entre la consommation de gras saturés et la prise de poids, et entre la consommation de gras et un taux élevé de cholestérol. Les Centers for Disease Control and Prevention rapportent que depuis quelques années, les Américains ont diminué leur consommation de gras saturés de 14 %.

Or, parallèlement, l'obésité est toujours en hausse. Pourquoi? Il y a fort à parier qu'une consommation plus élevée de glucides est en cause. Bien qu'une réduction de l'apport en gras saturés pour diminuer le nombre

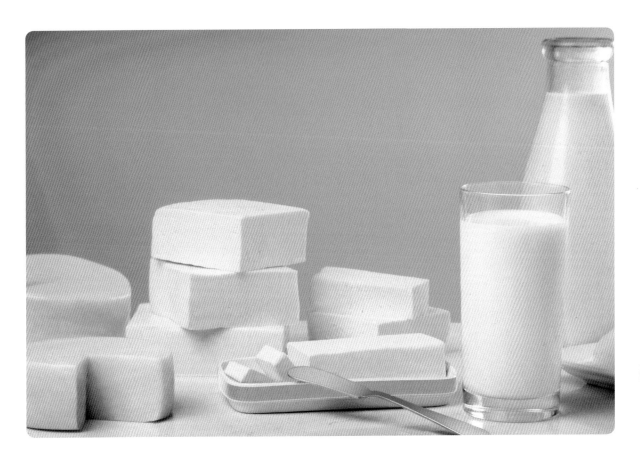

de calories ingérées puisse être bénéfique, si ces gras sont remplacés par des glucides, vous risquez d'être en pire état, explique Richard Feinman, directeur de la Nutrition & Metabolism Society et professeur de biochimie de l'Université d'État du New York Downstate Medical Center de Brooklyn.

Stimulation du métabolisme comme solution de rechange

Les cellules adipeuses ne sont pas toutes égales. Les matières grasses monoinsaturées et polyinsaturées, comme les acides gras oméga-3 (▶ 21), sont une excellente source d'énergie, et sont essentielles à la croissance et au développement. Ces bons gras peuvent contribuer à la perte de poids et à la stimulation du métabolisme.

En cas de doute, «naturel» est préférable à «transformé». Consommer une petite quantité de gras saturés ou trans n'est pas grave, mais au choix, optez pour des produits non transformés comme le beurre plutôt que ceux qui renferment des gras trans, comme la margarine.

75

Supprimez les sucres raffinés de votre alimentation

Selon les recommandations du USDA, votre consommation de sucre – tous les types – ne devrait pas dépasser 10 à 12 c. à thé (à café) par jour. Or, en 2000, les Américains en ont consommé en moyenne trois fois plus. Plusieurs professionnels en médecine et en nutrition s'opposent à l'ingestion de tout sucre raffiné, dont le Dr William Coda Martin, il y a plus de soixante ans. Dans un article publié en 1957 dans *Michigan Organic News*, ce dernier déclarait que le sucre était un poison dépourvu de nutriments.

Si peu à tirer...

Les aliments qui contiennent des sucres simples (comme les glucides simples) sont rapidement convertis en énergie; ils fournissent plus de sucre que ce que votre corps peut utiliser. L'excédent peut être converti en glycogène (le sucre stocké dans vos muscles et votre foie) pour usage ultérieur. Or, l'espace de stockage est limité, et le surplus est stocké sous forme de graisses. Rappelez-vous que 0,450 kg (1 lb) de muscle maigre élève le métabolisme plus rapidement et brûle trois fois plus de calories que la même quantité de gras.

Les sucres raffinés sont le résultat de l'extraction de sucrose de plantes, notamment la canne à sucre et la betterave sucrière. Lors du processus de raffinage, la majorité des nutriments sont supprimés; le sucre blanc est habituellement blanchi et filtré. Le sucre blanc, la cassonade, le sucre de canne et le sucre semoule sont tous des types de sucrose.

Le dextrose (ou sucre d'amidon) est un autre type de sucre créé à partir de fécule de maïs. Le sirop de glucose riche en fructose est un autre dérivé de la fécule de maïs. Selon un article publié en 2004 dans le *San Francisco Chronicle*: «Presque tous les nutritionnistes montrent du doigt l'ingestion de sirop de glucose riche en fructose comme grand coupable de la crise de l'obésité du pays.»

Les sucres à IG élevé et la production d'insuline

L'insuline joue un rôle vital dans la régulation du métabolisme et de la digestion. Les aliments riches en sucres raffinés élèvent rapidement les niveaux de glucose sanguin. Inversement, les aliments à indice glycémique faible (produits laitiers, fèves/légumineuses, fruits et légumes) sont digérés plus lentement; votre corps a donc plus de temps pour absorber et traiter les sucres (▶16). Le pancréas augmente la production d'insuline lorsqu'une quantité trop importante de sucre est ingérée; cette insuline fournit du glycogène aux cellules musculaires et du foie. Lorsque ces cellules sont pleines, le glucose en surplus reste dans le système sanguin, forçant le pancréas à produire plus d'insuline; ce processus, lorsqu'il est sans cesse répété, mène au stockage de graisses ou à une insensibilité à l'insuline, qu'on nomme «insulinorésistance».

Difficile d'y renoncer

Un article publié en 2007 dans la revue *PLoS One* a démontré que lorsque les rats devaient choisir entre la cocaïne

et le sucre, 94 % d'entre eux optaient pour le sucre. Réduire la quantité de sucres raffinés que vous consommez peut cependant vous aider à prévenir la prise de poids et une série d'autres troubles de santé. Lisez les étiquettes. Utilisez des édulcorants naturels, si possible. Le miel brut, par exemple, est digéré plus lentement que les sucres raffinés et contient des enzymes qui favorisent la digestion et beaucoup plus de nutriments que le sucre raffiné. Par contre, il contient beaucoup de calories.

Les succédanés du sucre ne sont pas mieux (▶72). Faites l'essai de céréales non sucrées pour le petit-

déjeuner et ajoutez-leur des fraises ou des bleuets frais à la place du sucre. Éliminez les boissons gazeuses (▶78). Optez pour les jus naturels au lieu de boissons à saveur de jus. Les jus de fruits renferment beaucoup de sucre naturel. Si vous comptez les calories, diminuez-en la consommation et étanchez votre soif avec de l'eau.

76

Évitez les farines raffinées pour plus de puissance

Les produits de boulangerie faits à partir de farine raffinée servent moins bien le métabolisme que ceux qui contiennent des grains entiers (▶16).

Selon une étude de 2007 publiée dans la revue *Obesity*, la consommation de produits faits à partir de farine raffinée est liée à une prise de poids et à une augmentation des graisses. Dans le cadre d'une étude de 2006 publiée dans l'*American Journal of Clinical Nutrition*, les participants dont l'alimentation était faible en grains entiers souffraient davantage de maladies du foie, dues à des dépôts de graisses dans le foie.

Les grains entiers pour un effet complet

Les procédés de raffinage du blé éliminent le son, le germe, et la majeure partie des principaux nutriments. La farine de blé entier, ou farine complète, utilise le grain entier du blé. En 2003, une étude du Minnesota menée auprès d'adolescents a permis d'établir un lien entre un IMC plus faible (page 14) et la consommation de grains entiers. Cette même année, des scientifiques de Harvard ont constaté que les femmes qui consommaient des grains entiers diminuaient leur risque de prendre du poids. Plusieurs pays exigent que des nutriments soient rajoutés à la farine (d'où le qualificatif «enrichi» sur l'emballage). Or, ces nutriments ne remplacent pas dans les mêmes proportions les composantes des grains entiers d'origine, ne se digèrent pas et ne sont pas absorbés aussi bien que les grains complets.

La farine raffinée est transformée dans le tube digestif en sucres simples, qui sont à leur tour rapidement absorbés par votre système et convertis en glycogène pour servir d'énergie. Tout excès de glycogène est stocké sous forme de graisse. Les farines et les sucres raffinés, qui composent la plupart des pains, céréales, pâtisseries et autres produits transformés du commerce, frappent de front votre métabolisme.

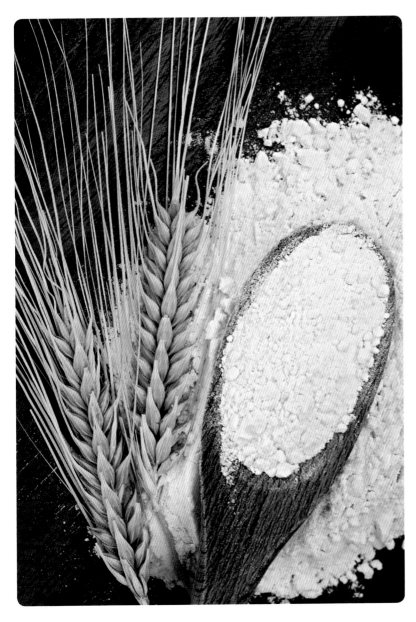

plus de nutriments que la farine de blé raffinée, constitue un autre choix valable. La nature des procédés de raffinage du maïs permet d'en conserver davantage les nutriments. La farine de sarrasin résiste bien aussi aux procédés de raffinage. Les farines d'amandes, de noix de coco, de pois chiches et de riz remplacent avantageusement la farine de blé habituelle, bien qu'elles diffèrent en fait de texture et de goût. Vous pouvez aussi ajouter du germe de blé, fabriqué à partir de la partie riche en nutriments du grain de blé, à vos céréales ou yogourt, ou le mélanger à votre farine lorsque vous faites des gâteaux et pâtisseries.

Les farines à valeur nutritive élevée

Les glucides complexes sont toujours mieux que les glucides simples (▶16).

La farine de seigle, créée à partir de l'ivraie, qui sert à la fabrication de pain de seigle et pumpernickel est un bon choix. La farine de maïs, qui contient

77

Supprimez les produits laitiers entiers de votre menu

Saviez-vous que le lait faible en gras (1 à 2 %) fournit en fait plus de calcium et de protéines que le lait entier? Les gens dont l'alimentation est riche en calcium sont plus minces – et perdent du poids plus facilement – que les gens dont l'apport en calcium est moins important (▶ 23). Le calcium a aussi un effet protecteur contre la perte de masse musculaire maigre.

La teneur en gras et en calories de différents produits laitiers

Le lait entier et les produits qui en sont composés – fromages, yogourts, crèmes glacées – sont particulièrement riches en gras et en calories. La teneur en gras du lait cru (non pasteurisé) est encore plus élevée d'au moins 4 %.

Le calcium à la tête du peloton de la combustion des graisses

Une étude de 2000 présentée lors du colloque *Experimental Biology* à San Diego, a démontré que les produits laitiers faibles en gras et à teneur élevée en calcium avaient un effet très favorable sur la combustion des graisses chez les souris de laboratoire. Les souris en surpoids qui avaient mangé de la poudre de lait faible en gras avaient perdu 69 % de leurs graisses, celles qui avaient pris des suppléments de calcium

en avaient perdu 42 %. Les souris dont l'alimentation ne comportait pas de calcium n'avaient perdu que 8 % de leurs graisses. L'étude laisse entendre que les produits laitiers faibles en gras – et le calcium qu'ils contiennent – aident à ajuster la combustion des graisses afin de vous permettre de perdre du poids sans limiter les calories.

Si vous n'êtes ni végétalien ni intolérant au lactose, consommer des produits laitiers peut maintenir

Type de lait	Gras %	Calories par 250 ml (1 tasse)	Gras par 250 ml (1 tasse)(grammes)
Lait entier	3 à 3,5	150	8
Réduit en gras	1.5 à 2	120	4.5
Faible en gras ou écrémé	1	100	2.5
Sans gras	0	85	0

votre métabolisme élevé grâce au calcium, magnésium et protéines qu'ils contiennent (▶ **17,23**). Le lait écrémé contient la même quantité de calcium que le lait entier. Donc, si vous souhaitez perdre du poids, choisissez les produits laitiers faibles en gras ou écrémés. Passer du lait entier à du lait faible en gras peut vous éviter, par portion, de 50 à 70 calories, et jusqu'à 8 g de gras.

Déjouez les produits laitiers anti-régime

Le lait n'est sans doute pas le seul produit laitier que vous consommez. Le fromage compose une bonne tranche de l'alimentation, environ 14 kg (30 lb) par personne annuellement aux États-Unis, selon le U.S. Department of Agriculture (presque trois fois plus qu'en 1970). La teneur en gras du fromage est souvent plus élevée que celle du lait. Pour 28 g (1 oz) de fromage, le cheddar contient environ 50 % de gras, soit 10 g, la féta et la mozzarella environ 6 g, alors que la ricotta de lait entier les surpasse tous avec 16 g. Certains fromages sont offerts en versions faibles en gras et écrémées; faites un choix judicieux et contrôlez vos portions.

Le beurre est composé d'environ de 80 % de gras – 1 c. à soupe compte 100 calories et 11 g de gras. Les bâtonnets de margarine ont sensiblement la même teneur en gras et en calories, alors que la margarine en contenant contient moins de calories (60 par c. à soupe) et moins de gras (6 g). Lequel préférer? Utilisez ces produits souvent riches en gras trans (▶ **74**), le moins possible. Remplacez-les par du fromage à la crème faible en calories et en gras; même la version faite de lait entier contient environ la moitié moins de calories et de gras que le beurre.

Examinez bien votre consommation de produits laitiers: vous y trouverez peut-être quelques produits riches en gras bien camouflés. La crème dans votre café du matin, par exemple, peut contenir de 30 à 40 % de gras, 5 g de gras et 50 calories par c. à soupe. La crème à 10 ou 15 % de matières grasses contient tout de même environ 20 calories par c. à soupe.

185

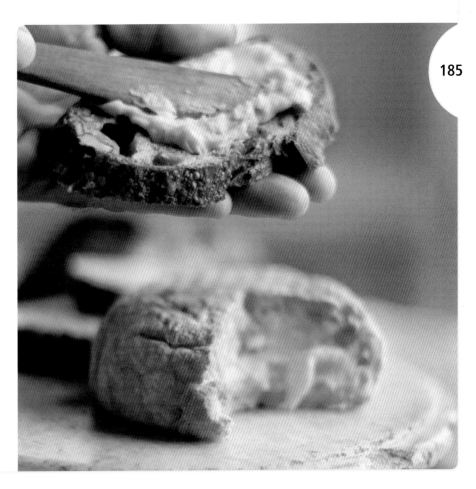

78

Éliminez les boissons gazeuses de votre alimentation

À propos d'une étude publiée en 2004 dans le Journal of the *American Medical Association*, Caroline M. Apovian, de la Boston University School of Medicine, a écrit ce qui suit:»Lorsque vous buvez vos calories au lieu de les manger, votre corps ne reconnaît peut-être pas ces calories consommées et votre appétit n'arrive pas à compenser. Le circuit de l'appétit n'est peut-être pas programmé pour enregistrer les calories liquides.»

Une étude menée auprès de 50 000 infirmières a révélé que boire une seule boisson gazeuse sucrée de 360 ml (12 oz) par jour leur avait causé une prise de poids. Celles qui avaient bu une boisson gazeuse par jour avaient pris environ 4,7 kg (10,3 lb), alors que celles qui en avaient bu une seule (ou moins) par semaine, avaient pris moins de 1,4 kg

(3 lb) sur quatre ans. Ce résultat semblait découler des calories supplémentaires de la boisson gazeuse, mais aussi des quantités élevées de sucre (▶ **75**).

Les calories liquides s'accumulent rapidement

En fait, le risque de prendre du poids en consommant toutes ces calories vides est encore plus grand. Une canette de 360 ml (12 oz) de Pepsi contient 150 calories; si vous en buvez une par jour, vous obtenez 54 750 calories par année. Comme 0,450 g (1 lb) de graisse équivaut à 3 500 calories, en un an, ce qui semble être une quantité négligeable de soda totalisera 7 kg (15,6 lb), sans la moindre trace de nutriments.

Un article de 2008 publié dans le *Journal of Urban Health* a aussi établi un lien

entre boire un soda chaque jour, la prise de poids, et un IMC plus élevé, ainsi qu'un risque plus élevé de diabète et de maladies cardiaque: boire un soda par jour augmenterait de 50 % vos risques de développer le syndrome métabolique.

La gazéification vide les réserves de calcium

À l'origine, les boissons gazéifiées étaient produites à partir de sources minérales naturellement gazéifiées; leurs ramifications artificielles existent depuis le XVIIIe siècle. Les versions édulcorées sont devenues plus puissantes au fil des années alors que le sirop de maïs a remplacé le sucre de canne. Passer à des sodas faibles en calories sucrés artificiellement n'est cependant pas la solution. Une étude menée en 2008 sur des animaux et publiée dans la revue *Behavioral Neuroscience* a constaté que la consommation de sucres artificiels augmentait l'appétit, l'apport calorique et le poids (▶ 72).

Même la gazéification des boissons gazeuses peut nuire à la perte de poids et au métabolisme et diminuer le taux de calcium du corps. Une étude de 2005 auprès de personnes qui tentaient de perdre du poids, publiée dans la revue *Obesity Research*, indiquait que les personnes évaluées qui consommaient au moins 1 200 mg de calcium laitier par jour brûlaient beaucoup plus de gras autour de la taille que celles qui consommaient le même nombre de calories, mais moins de calcium (▶ 23).

Changez... pour le mieux

Éliminer les boissons gazeuses de votre alimentation est l'une des meilleures façons de réduire les calories. Si vous décidez de vous offrir une boisson gazeuse à l'occasion, savourez-la pleinement. Faites comme s'il s'agissait d'un dessert. Si vous avez soif, buvez de l'eau.

Les thés glacés sucrés du commerce peuvent contenir tout autant de calories que les sodas sucrés. Les mélanges fruités, les punchs et les jus de fruits non gazéifiés contiennent parfois jusqu'à 130 calories et 30 g de sucre par 250 ml (1 tasse). Les boissons énergétiques contiennent des électrolytes, qui peuvent aider à ravitailler les réserves du corps après un entraînement long et ardu. Or, nous sommes peu nombreux à avoir besoin des 200 calories ou des 30 g (2 c. à soupe) de sucre par portion qu'elles renferment. Qu'en est-il des «eaux aromatisées»? Elles contiennent environ la moitié des calories d'un soda et, souvent, des édulcorants artificiels au lieu de sucre, qui peuvent vraiment endommager votre métabolisme (▶ 72).

79

Réduisez le sel pour éviter la rétention d'eau

Trop de sodium peut causer de la rétention d'eau, augmenter la masse des cellules adipeuses, et contribuer à la prise de poids.

Une recherche menée par les professeurs et docteurs Heikki Karppanen de l'Université d'Helsinki et Eero Mervaala de l'Université de Kuopio, de Finlande, et publiée dans la revue *Progress in Cardiovascular Diseases*, laisse entendre que l'augmentation de la consommation de sel a contribué à la montée de l'obésité à l'échelle mondiale. Selon l'American Salt Institute, par exemple, les Américains ont augmenté de 50 % leur consommation de sel entre le milieu des années 1980 et la fin des années 1990.

L'apport quotidien de sodium recommandé par les États-Unis est de 2 300 mg par jour, bien que certaines estimations mentionnées dans un article de 2005 de l'*International Journal of Epidemiology* situent l'apport requis quotidien entre 250 et 500 mg par jour. Environ 500 mg équivalent à ¼ de cuiller à thé (à café) par jour, y compris le sodium contenu dans les boissons, les mets préparés et les grignotines. La consommation de la plupart des gens dépasse largement leurs besoins.

Apport en sodium et rétention d'eau

Le sel et le sodium ne sont pas la même chose, bien que les deux termes soient utilisés de façon interchangeable. Le sodium est un minéral, «Na» au tableau périodique. Le sel de table est du chlorure de sodium, ou NaCl; il contient environ 40 % de sodium.

Après une ingestion d'aliments à teneur élevée en sodium, le corps développe un déséquilibre électrolytique. Les électrolytes sont des ions chargés électriquement présents dans le corps (p. ex., potassium, sodium, chlorure de magnésium, calcium) qui aident à la transmission des impulsions électriques (comme les contractions musculaires) entre les cellules. La réaction normale à ce déséquilibre est la soif, qui vous pousse à boire pour rééquilibrer les concentrations d'électrolytes. Lorsque la consommation d'aliments riches en sodium augmente, la soif augmente d'autant. Le corps excrète le surplus de sodium par les reins. Or, le processus n'est pas instantané et une rétention d'eau peut en résulter. Éviter l'apport excessif de sodium est essentiel à la prévention de ce type de rétention d'eau.

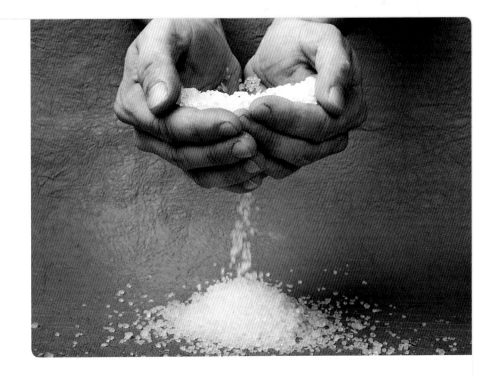

Un excès de sodium peut aussi avoir une incidence sur le métabolisme. Nous disposons de contre-mécanismes qui empêchent une très grande rétention d'eau; si vos reins ne travaillent pas à pleine capacité, vos tissus se mettront à enfler à cause de l'excès de liquide. Les raideurs ressenties aux articulations enflées peuvent restreindre vos mouvements et vous rendre moins enclin à faire de l'exercice, ce qui nuit à vos objectifs.

Dépistez la présence de sel dans les mets emballés

La teneur en sodium des croustilles, noix et bretzel salés et autres grignotines se trouve en tête de liste, celle des viandes transformées est très élevée tout comme les soupes en conserve, fromages, mélanges de riz et repas préemballés, le ketchup, la sauce barbecue et autres condiments. Même les boissons, surtout les boissons énergisantes, peuvent en contenir de grandes quantités. Lisez les étiquettes attentivement.

Réduire sa consommation de sodium constitue un pas dans la bonne direction. Cependant, le sodium est un élément essentiel d'une bonne santé. Poussée à l'extrême, une carence en sodium peut entraîner des problèmes graves. Chez les coureurs de grande distance, par exemple, il peut s'agir d'hyponatrémie, un déséquilibre électrolytique qui peut, dans certains cas extrêmes, mettre la vie en danger.

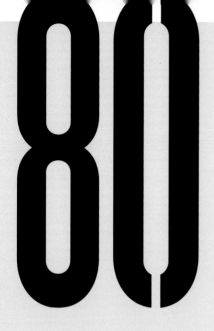

Limitez votre consommation d'alcool et affinez votre silhouette

Si vous avez l'habitude de boire un apéritif ou d'accompagner votre repas d'un ou de deux verres de vin, vous consommez beaucoup de calories vides qui font grossir et ralentissent le métabolisme. L'alcool pur contient environ 7 calories par gramme. Une bière de 360 ml (12 oz) contient environ 150 calories (une bière légère environ 100), 125 ml (4 oz) de vin rouge environ 80 calories, et les panachés de vin environ 150 par portion de 180 ml (6 oz). Le gin et la vodka renferment environ 65 calories par 30 ml (1 oz); les mélanges faits de jus de fruits ou de boissons gazeuses ajoutent encore plus de calories. Un martini vous donnera environ 150 calories par 125 ml (4 oz) et un margarita jusqu'à 500. Les liqueurs contiennent habituellement entre 130 et 200 calories par 45 ml (1 ½ oz).

Et que dire du ventre de bière?
Prendre de l'alcool peut avoir d'autres effets désastreux sur votre métabolisme. Une étude de 1999 rapportée dans l'*American Journal of Clinical Nutrition* a démontré que les hommes qui buvaient deux cocktails de vodka faits de limonade sans sucre en une demi-heure affichaient une baisse de 73 % de la métabolisation de leurs graisses.

Un article publié en 1998 dans l'*International Journal of Obesity and Related Metabolic Disorders* a révélé qu'une hausse de la consommation d'alcool était associée à une augmentation de la mesure du rapport taille et hanches parmi les participants, indiquant de plus grandes quantités de gras abdominal.

L'alcool ne se digère pas de la même façon que les autres aliments et boissons. Les calories provenant de l'alcool sont brûlées rapidement, avant les glucides, les protéines et les gras. Un plus grand nombre de ces nutriments est envoyé vers la production de graisses qui risquent davantage de s'accumuler et d'être conservées dans votre corps. En 2004, l'*International Journal of Obesity* a publié une étude qui comparait les effets de la consommation d'un verre de vin de 150 calories par jour à ceux de 150 calories de jus de raisin. Les personnes évaluées consommaient le même nombre de calories par jour (1 500). Pendant une période de trois mois, le groupe qui avait consommé du jus de raisin avait perdu, en moyenne, 20 % plus de poids que celui qui avait bu du vin.

Les autres propriétés anti-métabolisme de l'alcool

Les boissons alcoolisées contiennent généralement peu de nutriments, ce sont des «calories vides». Un article de 2005 dans la revue *Circulation* affirmait qu'il y avait un lien entre une consommation modérée de vin rouge et un risque plus faible de maladie cardiaque. Or, prendre de l'alcool peut ralentir votre métabolisme alors que vous vous efforcez d'en accélérer la vitesse. L'alcool est un diurétique (une substance qui augmente les mictions) et il déshydrate votre corps. Une recherche menée en 2003 à l'Université de l'Utah a démontré que la déshydratation ralentit le métabolisme (▶**37**). Buvez donc de l'eau après avoir bu des boissons alcoolisées afin que votre corps demeure bien hydraté.

Une autre raison pour laquelle les gens qui boivent de l'alcool ont de la difficulté à perdre du poids: l'alcool augmente leur appétit et fait disparaître les inhibitions. Après quelques verres, vous risquez de manger certains aliments que vous éviteriez en temps normal. Si vous avez consommé votre nombre de calories pour la journée, un verre d'eau est un choix plus sensé que du vin ou de la bière.

L'alcool peut sans doute vous aider à trouver le sommeil, mais il risque d'être moins profond et de plus courte durée. Comme des chercheurs d'études menées en 2004 à l'Université Stanford et à l'Université de Chicago l'ont constaté, la privation de sommeil est peut-être liée à l'obésité (▶**26,84**).

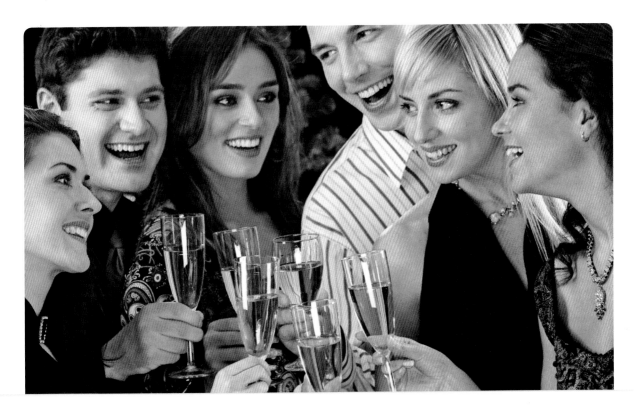

81

Sachez résister aux solutions «miracles» des substituts de repas

Les solutions rapides et faciles, comme les substituts de repas, tels les laits frappés, les tablettes ou les poudres qui prétendent contenir tous les nutriments dont vous avez besoin, peuvent être tentantes pour les gens occupés. Bien que ces formules puissent vous simplifier la vie, les «repas faibles en calories» préemballés favorisent parfois la surconsommation d'aliments.

Rien de plus facile que de s'offrir une tablette de régime ou un lait frappé amaigrissant en quelques minutes, mais il faut jusqu'à vingt minutes à votre cerveau pour enregistrer que vous êtes rassasié. Entre-temps, vous risquez de continuer à manger malgré le fait que vous avez consommé toutes les calories permises pour ce repas. Les substituts de repas peuvent aider à la perte de poids,

mais uniquement s'ils sont pris pendant une longue période, comme le démontre une autre étude de 2008 publiée dans la revue *Obesity Management*.

Le facteur de satisfaction

Rien n'est plus facile que d'avaler ces aliments minute lorsque vous êtes pressé, sans remarquer que vous avez consommé trop de calories. Patricia Pliner, Ph. D., professeure en psychologie de l'Université de Toronto, à Mississauga, a mené une étude qui comparait les effets de manger un repas debout ou assis. Un groupe mangeait debout, tandis que l'autre groupe s'était attablé. Ceux qui étaient debout avaient mangé 30 % de plus que ceux qui étaient assis. À l'issue de l'étude, D[re] Pilner avait une recommandation à faire: «Ne mangez pas à la course.

Vous n'aurez pas l'impression d'avoir pris un repas et, inconsciemment, vous risquez de vous accorder autre chose à manger plus tard.»

De plus, la plupart des repas et des tablettes de régime ne contiennent pas suffisamment d'aliments complets non transformés qui favorisent la satiété. Votre apport quotidien recommandé de fibres et de vitamine A peut être fourni par une barre substitut de repas, mais il vous manque la satisfaction de manger des portions normales de légumes et de fruits frais, et de grains. Vous risquez donc d'avoir encore faim — émotionnellement et physiologiquement.

Les substituts de repas: champions des fausses promesses

En voyant l'étiquette «barre substitut de repas» ou «lait frappé amaigrissant», vous présumez peut-être que manger ces aliments vous fera perdre du poids. Tout aliment qui donne l'impression d'une perte de poids ou de stimulation du métabolisme, sans exercice ni changements au mode de vie, peut donner lieu à des déceptions et des échecs.

Une barre ou un lait frappé dépassent-ils vos besoins? La composition des différentes barres substituts de repas varie largement. Assurez-vous de lire l'information nutritionnelle attentivement. Les barres de substitution de repas comptent en général de 200 à 250 calories; certaines contiennent entre 10 et 20 g de protéines, et d'autres vitamines et minéraux en plus. Or, elles contiennent parfois aussi 10 g de gras, 30 g de glucides et de grandes quantités de sodium et de sucre. Certaines renferment aussi des édulcorants, des colorants ou des parfums artificiels, et sont habituellement emballées avec des produits de conservation et autres ingrédients transformés. Comparativement, une salade avec légumes, une vinaigrette faible en calories et quelques tranches de poitrine de poulet compte probablement aussi 200 calories, mais vous aurez mangé un repas complet de nutriments non traités, et aurez le sentiment d'avoir mangé un vrai repas.

Les substituts de repas sont parfois indiqués dans le régime de certaines personnes. Les laits frappés nutritifs peuvent être bénéfiques pour ceux qui ont de la difficulté à mastiquer et avaler des aliments solides, par exemple. Et une barre protéinée est un meilleur choix que les aliments frits lorsque les choix sont limités. Soyez vigilants.

L'objectif de tout plan d'élévation permanente du métabolisme est d'apprendre à bien manger des aliments santé, et non de compter sur des substituts de repas. Ils sont une solution de rechange rapide et n'exigent pas que vous appreniez à faire les bons choix ou à changer votre mode de vie et vos habitudes d'exercice de façon permanente. Et une grande partie de la régulation du métabolisme passe par l'adoption d'habitudes saines que vous pouvez maintenir à jamais.

82

Surveillez les bouchées prises ici et là

Les aliments mangés sans réfléchir et le fait de grignoter constamment peuvent faire déraper un programme bien établi. Trent Watson, Ph. D., un nutritionniste australien spécialisé dans la nutrition des athlètes signale: «La principale entrave à toute évaluation alimentaire est de sous-déclarer ce que nous mangeons. Les aliments que nous grignotons entre les repas et qui font partie de notre régime sont ceux que nous déclarons moins; nous oublions qu'ils font partie de nos calories quotidiennes.»

Les calories en trop sont partout: beignets offerts au bureau, échantillons à l'épicerie, bonbons offerts par des collègues de travail ne font pas partie de vos menus quotidiens. Pour l'industrie de la santé, il s'agit de la «désinhibition alimentaire»,
la tendance à laisser tomber vos inhibitions et à manger sans réfléchir.

Les facteurs subconscients des outremangeurs

Plusieurs facteurs sociaux, comme la saveur, la variété des aliments, et les habitudes alimentaires des gens qui vous entourent ont tous une incidence sur le fait d'outremanger, comme le confirme un article de 2005 publié dans la revue *Physiology & Behavior*. Si on vous offre un assortiment de beignets couronnés de diverses garnitures et que tout le monde en prend un, vous risquez d'en prendre un aussi.

Nous mangeons souvent plus que nous le devrions lorsque de grandes quantités sont offertes. Une étude publiée en 2006 dans l'*American Journal of Preventive*
Medicine a démontré que les gens se servent plus généreusement à partir de plus gros bols et lorsqu'ils utilisent une grosse cuiller. Un autre article, publié en 2004 dans le *Journal of Nutrition*, a constaté que de jeunes adultes, face à de grosses portions, avaient mangé beaucoup plus que lorsqu'on leur avait servi de petites portions des mêmes aliments.

Additionnez les méfaits des collations imprévues

Supposons que votre régime compte 1 400 calories par jour. Or, il y a eu ce muffin au bureau (200 à 400 calories), une poignée de bonbons de la bonbonnière d'un collègue (200 calories), un biscuit et un jus pendant la partie de soccer de votre fils (280 calories), et un ou deux des mini-rouleaux de printemps que l'épicerie vous proposait de goûter (60 calories).

Vous avez ajouté environ 850 calories à votre total d'une journée, en majorité des glucides simples, les pires pour la combustion des graisses.

À la fin du mois, ces imprévus totalisent 25 000 calories de plus, soit 3,2 kg (7 lb).

L'une des façons les plus simples d'éviter ce genre d'écart est de vous assurer de ne pas avoir faim entre les repas. Veillez à ce que chacun de vos repas et collations soit composé de glucides complexes, de protéines et de fibres. Évitez les gâteries avec la même attention que vous accordez à écrire votre menu de la journée. Un fruit frais ou un mélange de noix et fruits séchés dans votre tiroir peut vous aider à ignorer les beignets sans problème.

La même règle s'applique à l'épicerie, aux événements sportifs et aux fêtes. Manger pendant une réception se produit tout naturellement, que votre corps ait besoin d'être nourri ou non. Avant de vous mettre cette petite bouchée sous la dent, réfléchissez: m'aidera-t-elle à perdre du poids? Est-ce que j'ai faim? Si c'est non dans les deux cas, ignorez-la. Avoir un journal alimentaire (▶ 61) peut vous aider à déceler les calories sournoises.

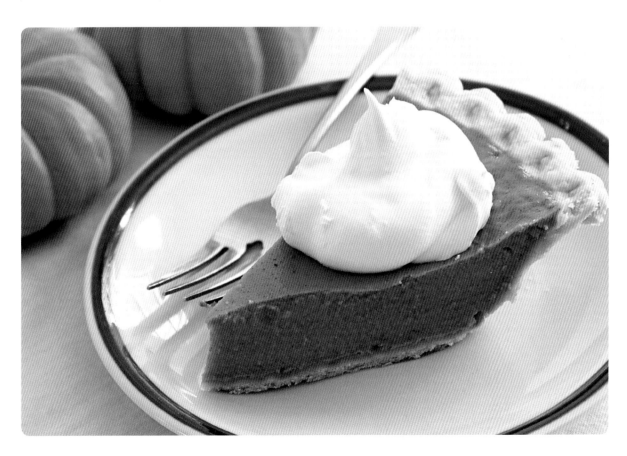

83

Minimisez l'incidence métabolique du stress

Kenneth Pelletier, Ph. D., auteur de *Mind as Healer, Mind as Slayer*, juge qu'entre 80 et 90 % de toutes les maladies sont liées au stress. De plus, dit-il, les problèmes liés au stress et à l'anxiété comptent pour 75 à 90 % de toutes les consultations médicales.

Le stress élève le taux de cortisol et la glycémie

Brad J. King, chercheur en nutrition et auteur de *Awaken Your Metabolism: Your Ultimate Guide to Abundant Energy*, explique que l'hormone qu'est le cortisol, produite par votre corps lorsque vous êtes stressé, peut entrer en concurrence avec la testostérone qui répare les tissus musculaires. Une abondance de tissus musculaires est un facteur essentiel de votre taux métabolique,

car plus de muscles se traduit par un métabolisme plus rapide.

Pour comprendre les répercussions du stress sur votre corps, jetons un coup d'œil au cortisol. Connu aussi sous le nom d'«hormone du stress», le cortisol est une hormone sécrétée par les glandes surrénales. Il joue un rôle de premier plan dans le réflexe de «combat ou de fuite» qui donne à votre corps l'impulsion énergétique et une meilleure perception sensorielle pendant un court moment, en réponse à la présence d'un danger. Après un tel événement, votre corps se détend pour ramener son taux de cortisol à la normale et rétablir ses fonctions. Or, dans notre société où le stress règne, plusieurs personnes ne se détendent jamais. Leur taux de cortisol demeure

élevé pendant de longues périodes, ce qui comporte des effets nocifs.

De longues périodes de cortisol élevé font monter la glycémie et la tension artérielle. Une étude de 2004 publiée dans la revue *Nutritional Neuroscience* laisse entendre qu'il existe un lien entre le cortisol et la leptine, une hormone protéique responsable de la régulation de l'appétit (▶48). Un taux élevé de cortisol est également associé à l'insulinorésistance.

Le stress incontrôlé peut détruire les objectifs alimentaires

Le stress va souvent de pair avec outremanger (▶73,87). Lorsque nous sommes stressés, nous mangeons des aliments réconfort jusqu'à ce que notre glycémie soit assez élevée pour

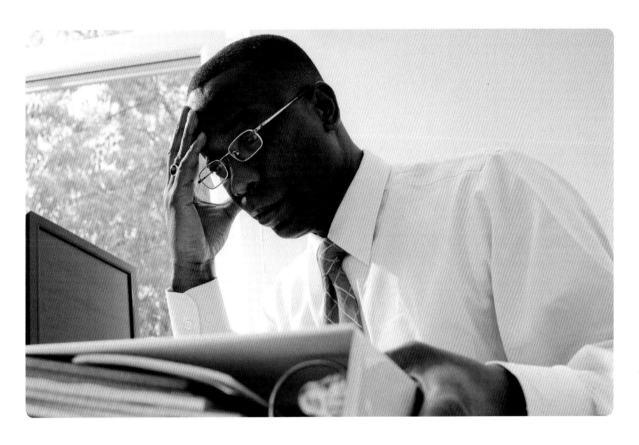

nous faire sentir mieux. L'euphorie qui accompagne la poussée de sucre est temporaire, mais l'effet sur votre poids et votre métabolisme dure.

Une étude menée au Yerkes National Primate Research Center de l'Université Emory d'Atlanta et publiée en 2008 dans *ScienceDaily* a démontré que l'exposition chronique au stress peut inciter à la consommation d'aliments riches en calories. À l'issue de cette étude, Mark Wilson, Ph. D., directeur de la division de psychobiologie à Yerkes, a remarqué

que le stress stimule l'envie d'une alimentation riche en gras et en calories, pouvant mener à un taux de cortisol élevé et à des problèmes métaboliques.

Une autre étude réalisée à l'Université de l'Alabama à Birmingham et rapportée en 2005 dans *ScienceDaily* a démontré qu'un régime combiné à un stress externe mène à des fringales incontrôlables.

Le bien-être métabolique et le maintien d'un poids santé peuvent nécessiter

une prise de conscience du stress dans votre vie et l'établissement d'habitudes de vie qui vous permettent de l'éviter ou du moins d'en minimiser l'effet. De l'exercice, des techniques de relaxation effectués régulièrement (voir la 7e partie), peuvent vous aider à faire face au stress sans qu'il ne prenne le contrôle et ne nuise à vos objectifs métaboliques.

84

Ne laissez pas un manque de sommeil faire chuter votre métabolisme

Selon un article de 2008 publié dans l'*European Journal of Endocrinology*, le manque de sommeil peut contribuer largement à l'épidémie d'obésité observée présentement. La nuit, votre corps s'affaire à réparer les dommages qu'il a subis pendant la journée. Si vous ne dormez pas suffisamment – ou mal –, votre métabolisme en souffre.

Le manque de sommeil met vos hormones en attente

En l'absence d'un sommeil réparateur, votre système endocrinien en subit les contrecoups. Le dérangement hormonal qui en découle peut mener à des envies alimentaires, un déséquilibre métabolique et une prise de poids. Une étude de 2004 menée par l'Université de Chicago ne permettait aux hommes évalués que quatre heures de sommeil,

deux nuits de suite. Ce sommeil perdu a entraîné une chute de 20 % de leur taux de leptine, l'hormone de suppression de l'appétit (▶ 48). Les hommes ont également affiché une montée de 30 % de leur taux de ghréline, l'hormone qui déclenche la faim. L'appétit des participants pour des glucides a augmenté radicalement: 33 % pour les aliments sucrés, et 45 % pour les aliments salés, comme les croustilles et les noix.

Dans le cadre d'une autre étude de la même université, le sommeil profond des participants avait été interrompu souvent (des hormones de croissance sont sécrétées pendant cette phase). Après trois nuits de manque de sommeil, leur capacité à métaboliser les sucres avait baissé de tout près d'un quart.

Une étude de 2004 de l'Université Stanford a constaté que les personnes qui avaient dormi moins de huit heures en moyenne pesaient davantage que celles qui avaient dormi suffisamment.

Trop de stress, trop peu de sommeil

En 2002, des chercheurs ont découvert que moins du quart des jeunes adultes dormaient de huit à neuf heures par nuit. Le stress supplémentaire est peut-être le grand responsable.

Le stress stimule la production de cortisol par le corps, lui donnant une poussée d'énergie en réaction à un danger réel ou perçu (▶ 83). Mais si vous n'avez jamais l'occasion de vous détendre, vous reposer et récupérer – la réalité de bien des gens –, votre

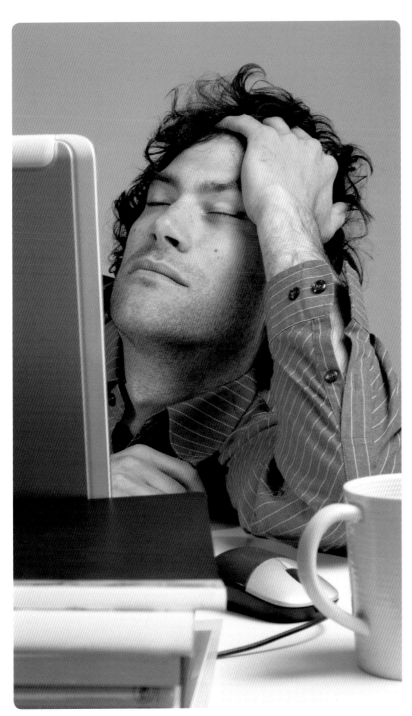

taux de cortisol demeurera élevé. Lorsqu'il demeure élevé pendant de longues périodes, votre glycémie et votre tension artérielle demeurent élevées aussi. Cela peut conduire à l'insulinorésistance, une prise de poids, et autres troubles métaboliques.

Comment réduire le stress et obtenir le repos nécessaire? Une étude de 2003 publiée dans la revue *Sleep* a révélé que faire de l'exercice le matin permettait aux gens de mieux dormir la nuit. Manger léger en soirée peut aussi aider (▶**67**), de même qu'éviter l'alcool, le sucre et divers additifs alimentaires. Plusieurs trouvent que la méditation, le yoga, le tai chi, le Qi gong (▶**96,10,11,12**), ainsi que le biofeedback et les massages (▶**87,92**) peuvent réduire le stress et rétablir l'harmonie entre la tête et le corps.

85

Protégez-vous des perturbateurs endocriniens

Certains produits chimiques naturels et artificiels, appelés «perturbateurs endocriniens» (EDC), peuvent faire obstacle à votre système hormonal. Selon l'administratrice de l'U.S. Environmental Protection Agency, Lisa P. Jackson: «Les perturbateurs endocriniens peuvent entraîner des problèmes de santé permanents.»

Comment les EDC nuisent à votre métabolisme

Le système endocrinien est composé de glandes et d'hormones qui régulent une série de fonctions vitales. Les glandes endocrines (pituitaire, thyroïde, surrénales, thymus, pancréas, ovaires, et testicules) relâchent des hormones dans le système sanguin, où elles circulent à travers le corps, occupées à leurs nombreuses fonctions de croissance, de

développement, de maturation et de reproduction. Les produits chimiques dérangent le système endocrinien et la fonction hormonale normale du corps, en imitant ou en bloquant les hormones. De nombreuses études de la faune témoignent des effets des EDC provenant de pesticides, de peintures pour les bateaux, d'écoulements d'égouts et d'autres sources. Ces produits chimiques entravent la reproduction et le développement des poissons dans les Grands Lacs, des phoques dans la région de la mer Baltique, des alligators en Floride, de nombreuses autres espèces d'oiseaux, de mammifères et de la faune aquatique. On soupçonne également les EDC d'endommager le système hormonal des humains et leur taux de fertilité dont les hormones

thyroïdiennes, qui jouent un rôle important dans la fonction métabolique. Depuis 2009, l'U.S. Environmental Protection Agency exige que les fabricants de 67 pesticides et autres produits chimiques testent leurs produits afin de voir s'ils perturbent le système endocrinien. L'Endocrine Disruptor Screening Program (EDSP) sera élargi avec le temps afin d'inclure tous les pesticides.

Les perturbateurs endocriniens sont omniprésents

Les EDC se trouvent partout: dans nos aliments, notre eau, et dans les produits de tous les jours. Le Natural Resources Defense Council souligne que «les produits chimiques que l'on soupçonne d'être des perturbateurs endocriniens se trouvent dans les insecticides, les herbicides, les fumigants, et les fongicides utilisés en agriculture et à la maison». Selon le U.S. National Institute for the Environmental Health Sciences/ National Institutes of Health, les EDC sont aussi présents dans les détergents, les parois des conserves d'aliments et de boissons, les jouets, les meubles et les matériaux ignifugés, les cosmétiques et les composites dentaires. Ils peuvent émaner de plastiques, tels les anneaux de dentition et les tétines pour bébés, et les sacs pour perfusion intraveineuse. Une étude dirigée par la Harvard School of Public Health, a constaté que le bisphénol A (BPA), un perturbateur endocrinien chimique et toxique, nuit au développement sexuel des animaux et qu'il émane des bouteilles de plastique jusque dans le liquide. Après avoir bu de bouteilles de polycarbonate, 69 % des étudiants présentaient un taux de BPA dans leur urine. Les bouteilles de plastique qui comportent le numéro de recyclage «7» renferment du BPA. En 2008, le Canada a interdit le BPA des bouteilles en polycarbonate pour bébés. Le gouvernement de plusieurs États des États-Unis songe à faire le même geste. Les EDC s'accumulent dans les cellules adipeuses des animaux qui les consomment. Vous risquez donc d'être touché si vous consommez des aliments gras ou des poissons qui proviennent d'eaux contaminées.

Comment pouvez-vous réduire votre exposition aux EDC?
Voici quelques suggestions:
- Mangez des aliments biologiques autant que possible.
- Ne faites pas chauffer vos aliments – surtout les aliments gras, comme les viandes et les produits laitiers – dans des contenants de plastique.
- Ne laissez pas de liquide dans des bouteilles de plastique dans un endroit chaud.
- Ne conservez pas vos aliments dans des contenants de plastique ou de la cellophane.
- Ne donnez pas aux enfants des anneaux de dentition ou des jouets en plastique mou.
- Ne faites pas usage de pesticides à la maison ou dans votre jardin.
- N'aspergez pas vos animaux de produits chimiques.

86

Soyez attentif à la menace cachée des toxines

En plus des additifs dans vos aliments, les produits chimiques vaporisés sur les plantes, les déchets industriels dans l'eau, et les perturbateurs endocriniens, ou EDC (▶ 85), vos produits cosmétiques et d'hygiène personnelle peuvent comporter des menaces cachées. La U.S. Food and Drug Administration (FDA) ne possède aucune désignation toxique pour les produits d'hygiène personnelle, et elle ne les soumet pas non plus à des tests d'innocuité. L'Union européenne (EU) a banni plus de 1 000 ingrédients utilisés dans les cosmétiques, les États-Unis seulement 8 jusqu'à maintenant. La Californie est en avance sur les autres États avec la promulgation en 2005 du *California Safe Cosmetics Act*, qui exige que les fabricants qui vendent plus d'un million de dollars par année de produits de soins personnels divulguent la présence de tout produit chimique cancérogène ou agent toxique, y compris les phtalates de dibutyle et le phtalate de bis(2-éthylhexyle).

Le côté moins joli des produits de soins personnels

Une étude faite sur des rouges à lèvres par Campaign for Safe Cosmetics, a révélé que 61 % des rouges à lèvres testés contenaient du plomb. Une étude de l'Environmental Working Group (EWG) effectuée sur tout près de 900 rouges à lèvres populaires n'a identifié qu'une seule gamme de produits – Coastal Classic Creations – qui ne présentait aucun risque. (Plusieurs petites entreprises, cependant, fabriquent des produits biologiques sécuritaires.)

Le mercure (ou le thimérosal, agent de conservation du mercure), une substance qui cause des lésions cérébrales, est présent dans des mascaras et des gouttes pour les yeux. Les colorants capillaires contiennent peut-être du plomb. Des sous-produits pétroliers se trouvent dans certains hydratants. Le parabène, un autre perturbateur endocrinien, fait surface dans les shampooings et les revitalisants, les dentifrices et autres produits. Plusieurs écrans solaires contiennent de l'oxybenzone, ou benzophénone-3, qui peut entraîner des problèmes hormonaux. La plupart des chasse-moustiques renferment des pesticides toxiques. Une enquête effectuée par la EWG sur près de 1 000 écrans solaires a révélé qu'en plus du fait que la plupart étaient potentiellement nocifs, seulement

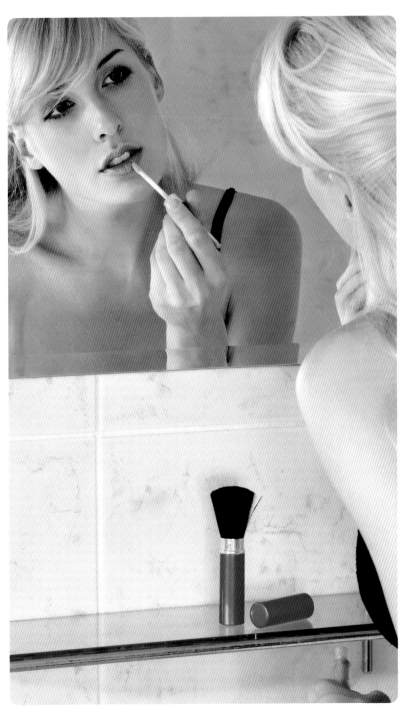

20 % offraient une protection adéquate contre les UVA et UVB. Les EDC appelés «phtalates» sont un ingrédient courant des parfums. Une étude menée en 2002 par l'organisme Campaign for Safe Cosmetics a découvert que 70 % des substances qu'il avait testées contenaient des phtalates. Une autre étude menée par CSC, publiée en 2008 dans le *USA Today*, a démontré que bon nombre de fabricants retirent volontairement certains EDC de leurs produits. Or, la FDA maintient que le phtalate le plus utilisé dans les parfums est sécuritaire.

Le bon, le moins bon... et le très, très mauvais

- Achetez et utilisez des produits biologiques autant que possible.
- Utilisez des huiles essentielles au lieu de parfums synthétiques (▶ 98).
- Consultez le site Web d'EWG (www.ewg.org) pour voir le classement des milliers de produits de soins personnels.
- Jetez un coup d'œil au site Web de Campaign for Safe Cosmetics (www.safecosmetics.org) pour vous renseigner à propos des produits sécuritaires et ceux qui sont nocifs.
- Parcourez les sites Internet traitant de santé environnementale. Ceratains sont très complets.

203

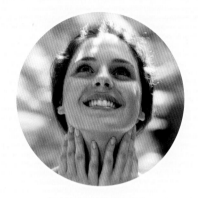
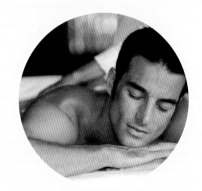
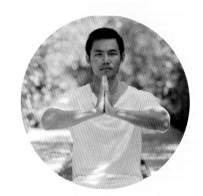
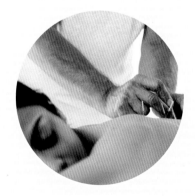
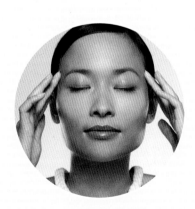

7ᴱ PARTIE

Guérison globale: techniques pour le corps
et l'esprit pour stimuler votre métabolisme

87

Recourez au biofeedback pour contrôler votre métabolisme

Grâce au biofeedback, qui fait appel à votre tête pour contrôler une gamme de fonctions corporelles, vous pouvez accélérer votre métabolisme, sans régime et sans exercices.

Le pouvoir de l'esprit l'emporte

Un article publié en 2001 dans la revue *Applied Psychophysiology and Biofeedback* a démontré qu'un entraînement faisant appel au biofeedback pourrait, par exemple, aider les participants à exercer un certain contrôle sur leur fréquence cardiaque de base pendant qu'ils font de l'exercice.

Maîtriser votre métabolisme de repos et celui qui agit pendant l'entraînement

Des chercheurs sont au courant des bienfaits potentiels du biofeedback depuis des décennies. En 1985, l'American College of Sports Medicine a conclu que le biofeedback «peut avoir une incidence marquée sur le métabolisme de repos et celui qui agit pendant l'entraînement». Une étude menée au Vanderbilt University School of Medicine et publiée en 1982 dans la revue *Biofeedback and Self-Regulation* a révélé qu'il peut aider à régler les troubles de métabolisation des glucides liés au stress. Le biofeedback est un mode de guérison complémentaire qui vise à appuyer plutôt que remplacer la médecine et les traitements traditionnels et allopathiques. Pendant le biofeedback, des capteurs sont fixés à différentes parties de votre corps pour mesurer votre fréquence cardiaque, température de peau, tension artérielle, activité des glandes sudoripares, tension musculaire et activité cérébrale.

Au nombre de ces capteurs, notons:

- Thermomètre de rétroaction: un thermistor, ou appareil semblable, fixé au doigt.
- Électromyographe (EMG): des électrodes posées sur différentes parties du corps mesurent la tension musculaire, symptôme de maux de tête, de migraines et de douleurs dorsales.
- Électroencéphalographe (EEG): des électrodes qui mesurent l'activité cérébrale.
- Électrodermographe: des capteurs fixés au corps servent à mesurer la sueur, un indicateur d'anxiété.
- Pneumographe: un tensiomètre, ou autre dispositif; sert à mesurer les mouvements respiratoires.

- Photopléthysmographe (PPG): un sphygmo-oxymètre; sert à mesurer la fréquence cardiaque et le flux sanguin. Informé de ces fonctions et leur lien à l'activité cérébrale, on vous donne la possibilité de les contrôler avec votre esprit et d'assurer un suivi des résultats.

Utilisez des techniques de biofeedback pour modifier les réactions physiques

Le biofeedback vous permet de comprendre votre propre métabolisme afin que vous puissiez intervenir. L'une des façons d'y arriver consiste à contrôler le flux d'oxygène et de dioxyde de carbone avec vos respirations (▶ 9). Maintenir l'équilibre idéal entre l'oxygène et le dioxyde de carbone peut élever votre métabolisme, réguler votre circulation sanguine, améliorer la digestion et vous permettre de faire de l'exercice plus efficacement. De l'avis de Christopher Guerriero, fondateur et PDG du National Metabolic and Longevity Research Center: «Plus vous êtes oxygéné, plus vos muscles peuvent faire d'efforts, plus ils gagnent en masse et se développent. Votre métabolisme deviendra ainsi plus rapide et plus efficace que jamais.»

Contrecarrez le stress et l'anxiété (▶ 83). Le biofeedback vous permet d'utiliser votre esprit pour contrôler votre stress, votre fréquence cardiaque et la température de votre corps, à l'aide de méthodes mentales comme la visualisation, l'imagerie en couleurs, le son, la stimulation verbale, parfois en même temps que des techniques de respiration.

207

Des sessions de biofeedback sont offertes par des cliniques et des hôpitaux partout dans le monde. Lorsque vous aurez élaboré les techniques requises, vous pourrez vous exercer à faire du biofeedback partout et à tout moment, sans équipement spécial.

88

Renforcez vos objectifs face à votre métabolisme avec EFT

Selon un article de 1983 dans le *Journal of Behavioral Medicine*, des études démontrent que la «boulimie de compensation», ou manger en réaction au stress, à l'anxiété et autre signal émotionnel, est l'une des principales causes de prise de poids, et peut être très difficile à régler. La technique de libération émotionnelle (EFT), parfois appelée «acunpuncture émotionnelle», a pour but de résoudre les problèmes émotifs associés aux envies de certains aliments et à la boulimie de compensation qui peuvent saboter vos objectifs métaboliques.

L'EFT facilite la perte de poids
Les gens qui visent à accélérer leur métabolisme savent que l'ingestion de sucre peut alimenter les réserves de graisses et qu'elle a un effet dévastateur sur le métabolisme (▶ 75). Des études, comme celle qui a été publiée en 2007 dans la revue *PLoS One*, ont illustré les propriétés accoutumantes du sucre. L'EFT réduit les envies incontrôlables pour certaines substances, comme le rapporte un article publié en 2009 dans *Addiction Today* qui décrit l'usage de l'EFT pour aider les détenus de la prison Styal au Royaume-Uni.

La North American Association for the Study of Obesity souligne que le stress, le niveau d'activité, et les habitudes alimentaires sont les trois principaux facteurs à avoir une incidence sur votre poids – le stress étant lié à un excès de cortisol et à la prise de poids (▶ 83). Dans une étude portant sur le stress, publiée en 2005 dans le *Counseling and Clinical Psychology Journal*, l'EFT a démontré son efficacité à atténuer le stress rapidement, et de façon durable. Le niveau de stress de participants avait été mesuré à différents moments, soit avant, tout de suite après, et six mois après l'atelier. Même après six mois, leur niveau de stress était encore faible.

Libérez-vous des émotions qui gâchent votre programme d'entraînement
Élaborée par Gary Craig dans les années 1990, l'EFT est inspirée des travaux du Dr Roger Callahan, qui avait jumelé l'acupuncture et la kinésiologie pour créer la thérapie du champ mental.

Ce modèle, fondé sur la psychologie, aborde les perturbations du champ d'énergie qui entoure et enrobe le corps humain. Selon la théorie de l'EFT, les émotions négatives ont une influence négative sur votre champ d'énergie. Elles résultent d'expériences passées et profondément ancrées qui peuvent nuire à vos efforts actuels de perte de poids. Si l'enfant grassouillet que vous étiez faisait l'objet des railleries, vous risquez, devenu adulte, d'avoir une image négative de vous-même qui peut nuire à vos bonnes intentions.

Pour transformer cette énergie négative en une énergie positive, un patient d'EFT pense à une émotion particulièrement négative pendant qu'il tapote avec deux doigts légèrement et en séquence sur des points d'acupuncture longeant les méridiens du corps (▶ **89**). La technique est censée libérer les émotions négatives afin de rééquilibrer le champ d'énergie du corps. Le tapotement est souvent effectué pendant qu'une affirmation positive est dite à voix haute afin de renforcer votre énoncé. Selon certains, le tapotement stimule les mécanorécepteurs de la peau et peut accroître la sécrétion de la sérotonine, l'hormone associée aux sentiments positifs.

L'EFT n'est pas une méthode scientifique et ne fonctionnera pas nécessairement pour tout le monde. Certaines études ont démontré que l'EFT comporte des bienfaits physiologiques et

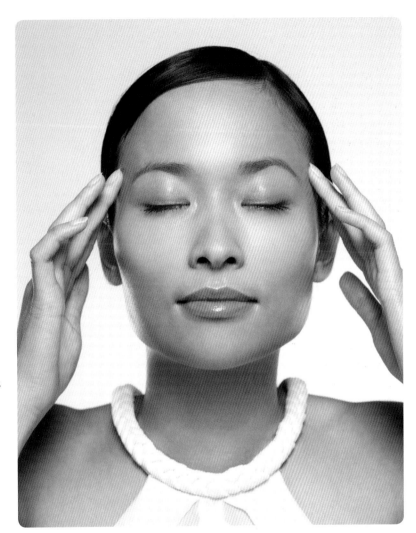

psychologiques mesurables, mais ses détracteurs prétendent que ces bienfaits ne font que distraire les participants de leurs pensées négatives. L'EFT étant une thérapie à faible risque et non intrusive, pourquoi ne pas l'essayer? Comme toujours, consultez votre médecin avant d'entreprendre une thérapie, surtout si vous prenez des médicaments ou si vous croyez souffrir d'une forme chronique de dépression ou d'anxiété.

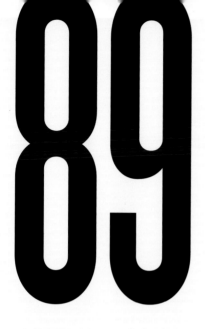

89 Faites appel à l'acupuncture pour vous aider à reprendre vos activités

L'Organisation mondiale de la Santé dresse une liste de plus de 40 troubles pour lesquels l'acupuncture peut être efficace, y compris les douleurs dorsales et d'épaules, l'arthrite, le coude du joueur de tennis, les problèmes de mobilité, et plusieurs autres affections.

L'acupuncture soulage la douleur et augmente l'énergie

Selon deux acupuncteurs de la Caroline du Nord, Lindsey Seigle et Brian Kramer: «La plupart des gens se plaignent d'un manque d'énergie, de stress, et de douleurs résultant de nouveaux programmes d'exercice. L'acupuncture augmente l'énergie du patient, lui donne envie de faire de l'exercice, et soulage la douleur associée à un nouveau programme d'entraînement.»

Des données concluantes tirées des U.S. National Institutes of Health's National Center for Complementary and Alternative Medicine démontrent que l'activation des points d'acupuncture peut accélérer la vitesse à laquelle votre système transmet les signaux électromagnétiques, ce qui augmente la circulation des substances chimiques de guérison naturelle et antidouleur vers les parties blessées du corps.

L'acupuncture facilite la perte de poids

Un article de 1993 publié dans le *Journal of Traditional Chinese Medicine* aborde l'acupuncture comme outil d'aide à la perte et à la gestion du poids.

Les points d'acupuncture associés à la circulation sanguine et d'oxygène

peuvent être stimulés pour améliorer la digestion. Le fait d'activer les points liés à l'estomac, au système surrénal et à la thyroïde vise principalement la régulation du métabolisme. Certains médecins rapportent que bien des gens qui subissent des traitements d'acupuncture perdent du poids plus facilement. «L'acupuncture aide en cas de trouble du métabolisme qui peut mener à la prise de poids, expliquent Mme Seigle et M. Kramer. Elle élève le métabolisme, réduit les envies alimentaires, et améliore l'ensemble de la circulation du corps.»

Soulagement pour des millions de personnes

Plus de huit millions d'adultes aux États-Unis ont fait appel à l'acupuncture, selon une enquête par entrevue de

2002 sur la santé nationale. L'accueil réservé aux thérapies parallèles est de plus en plus grand dans l'Ouest. Selon un sondage mené par l'American Hospital Association's Health Forum, 37 % des hôpitaux des États-Unis offrent maintenant une variété de moyens de guérison non traditionnels, y compris l'acupuncture.

L'acupuncture est une branche de la médecine traditionnelle chinoise. Elle implique l'insertion d'aiguilles très fines à des points spécifiques le long du corps – on en compte plus de 2 000 – qui longent les méridiens. Un traitement peut nécessiter l'usage d'une douzaine d'aiguilles, qui restent en place pendant environ une demi-heure alors que le patient se repose. Le processus n'est pas sans douleur, mais le petit pincement ne dure que quelques secondes.

L'acupuncture nécessite habituellement plus d'un ou de deux traitements pour avoir un effet durable. À elle seule, la méthode n'élèvera pas votre métabolisme en permanence, et ne vous fera pas perdre du poids sans régime alimentaire et exercices. Or, elle peut fort bien servir de traitement complémentaire pour soulager la douleur et stimuler la vitalité, pour vous permettre d'améliorer vos entraînements et élever votre métabolisme.

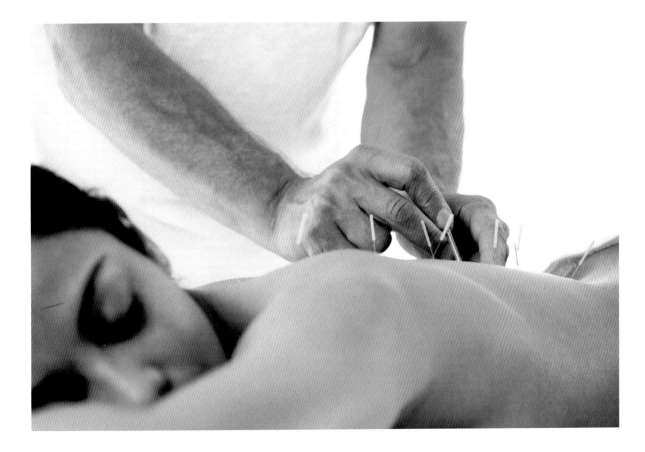

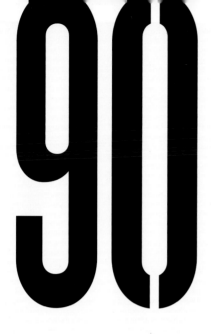

90

Utilisez l'acupression pour supprimer les blocages d'énergie

Si vous frissonnez à l'idée d'être piqué par des aiguilles (▶89), l'acupression peut vous fournir les bienfaits de l'acupuncture plus doucement. Selon une étude de 2005 des National Institutes of Health, publiée dans la revue *Focus on Alternative and Complementary Therapies*, l'acupression est une technique indolore et peu coûteuse d'aide à la perte de poids. Pendant six mois, l'étude a suivi un groupe de patients. À la fin de la période, le sous-groupe qui avait utilisé des techniques d'acupression avait perdu environ 1 kg (2,2 lb) de plus que les autres.

Les bienfaits d'une perte de poids au bout des doigts

Une autre étude, celle-ci menée à l'Université Yuanpei de Hsinchu, à Taïwan, et publiée en 2007 dans *Medical Acupuncture*, a constaté que dix minutes d'acupression par semaine, pendant huit semaines, avaient aidé les jeunes hommes en surpoids à maigrir. À la fin de l'essai, ceux qui avaient utilisé l'acupression avaient un IMC beaucoup plus faible, celui des autres avait augmenté de façon marquée.

Tout comme l'acupuncture, l'acupression active des «points de contrôle» précis qui longent les voies d'énergie du corps. Or, au lieu d'insérer une aiguille, vous appliquez avec vos doigts ou vos pouces une pression ferme et soutenue à ces endroits pendant une minute ou deux. Le traitement devrait être répété quelques fois par jour. Certains en ressentent immédiatement les effets, mais des changements permanents

nécessitent plusieurs jours, des semaines et même des mois.

Les différents points des méridiens correspondent à différentes parties du corps. Certains points de l'oreille, par exemple, contrôlent l'appétit. D'autres, situés sur la partie intérieure des jambes, entre le genou et la cheville, influencent la digestion. «Bon nombre de gens en surpoids font facilement de la rétention d'eau», explique Michael Reed Gach, Ph. D., et auteur de *Acupressure Potent Points*. Ces points «facilitent la perte de kilos en incitant le métabolisme à se débarrasser de l'eau excédentaire». Les points situés à proximité des coudes régulent la digestion, ceux entre le premier et le deuxième orteil soulagent le stress (▶83,89).

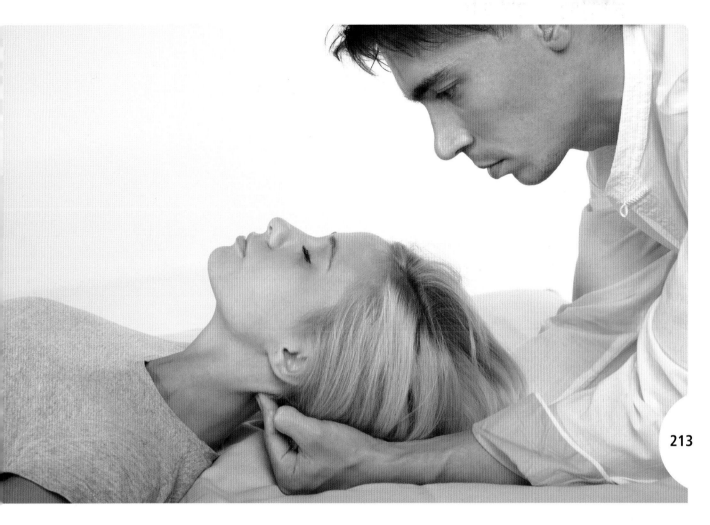

La *Tapas Acupressure Technique*

Une variante de l'acupression traditionnelle, la *Tapas Acupressure Technique* (TAT), combine acupression et visualisation. En appuyant sur les points précis du visage ou de l'arrière de la tête, vous vous concentrez sur le problème que vous souhaitez régler, soit des associations émotionnelles pouvant nuire à vos objectifs. (L'étude sur la perte de poids des National Institutes of Health précitée avait employé le TAT.) Le Dr Eric B. Robins, coauteur de *Your Hands Can Heal You*, affirme: «Des problèmes émotifs non réglés sont enfouis dans le corps et peuvent avoir une incidence négative sur la guérison. Le TAT est une méthode puissante pour débarrasser le corps d'émotions négatives et de traumatismes passés.»

En plus d'être indolore, l'un des principaux avantages de l'acupression est que vous pouvez la faire vous-même, rapidement et facilement, en effectuant les pressions à tout moment et n'importe où.

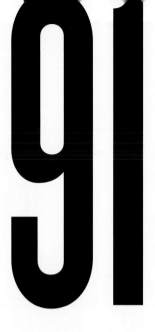

91

Soulagez les douleurs sportives et chroniques avec la réflexologie

Aux États-Unis, par exemple, les douleurs au dos se classent au deuxième rang des troubles neurologiques les plus courants, selon le National Institute of Neurological Disorders and Stroke, et coûtent plus de 50 milliards de dollars annuellement aux Américains.

Une étude menée à l'hôpital du Beijing College of Languages, en Chine, a démontré que la réflexologie (ou réflexothérapie) peut alléger les douleurs dorsales, rapidement, en toute sécurité et à peu de frais. En effet, à la suite d'un seul traitement, 25 % des patients de l'étude voyaient leur douleur dissipée. Une autre tranche de 50 % affirmait n'avoir aucune douleur après trois ou quatre traitements, et la dernière tranche

de 25 % était soulagée après cinq ou sept traitements, sans l'usage d'autres médicaments ou thérapies.

Les massages de pieds pour soulager la douleur

Les bagagistes du service de fret de Scandinavian Airlines (environ 60 personnes) souffraient souvent de blessures dorsales liées à leur travail. La ligne aérienne a fait appel au service d'un réflexologue pour les traiter. Par la suite, l'entreprise a rapporté en 1993 dans *Reflexions*, la revue de l'Association of Reflexologists, une chute de l'absentéisme.

La réflexologie implique le massage de plusieurs points du pied et parfois des mains afin d'apporter un effet à des parties correspondantes du corps.

Les terminaisons nerveuses dans vos mains et vos pieds sont liées à chaque muscle et organe de votre corps. Lorsque des points sensibles de vos mains et pieds sont stimulés par une pression, un massage ou un frottement, des signaux sont envoyés au système nerveux et au cerveau pour qu'ils augmentent la circulation d'énergie, d'oxygène et de sang vers les parties blessées ou mal en point de votre corps.

Une autre étude, présentée en 1993 lors du *China Reflexology Symposium*, à Beijing, a démontré que moins d'une heure de réflexologie des pieds, jumelée à de l'acupuncture des mains (▶ 89), a permis de soulager la névralgie sciatique chez tout près de 92 % des patients évalués et de réduire la douleur et les raideurs des articulations. Des études publiées en 1996 et rapportées par la China Preventive Medical Association et la *Chinese Society of Reflexology* ont constaté que la réflexologie diminuait les douleurs arthritiques des épaules ou des genoux chez 97 % des patients.

La réflexologie peut aider les dysfonctions liées à l'obésité

Des études, comme celle qui a été rapportée en 1996 lors du China Reflexology Symposium, à Beijing, démontrent que la réflexologie peut aider à régler une série de dysfonctions associées à l'obésité. Plus de 90 % des personnes obèses évaluées ont constaté qu'une demi-heure de réflexologie des pieds, combinée à de l'acupuncture des oreilles, quotidiennement pendant 20 jours, avait soulagé leurs problèmes de digestion, de rages de nourriture, de fatigue et plusieurs autres troubles. Une étude russe de 1985 indiquait que la réflexologie stimule le métabolisme et améliore les capacités d'entraînement physique des patients obèses.

Bien que la majorité des recherches scientifiques portant sur les bienfaits médicaux de la réflexologie aient été menées en Asie, ses adeptes déclarent que cette forme de thérapie vieille de cinq mille ans comporte une gamme d'autres bienfaits pour le métabolisme, y compris une circulation améliorée, une meilleure capacité pulmonaire, et l'élimination des toxines du corps. Tout comme l'acupression (▶ 90), la réflexologie est une technique facile, sécuritaire, gratuite, qui ne nécessite qu'un minimum de formation et que vous pouvez effectuer sur vous-même – ou quelqu'un d'autre – n'importe quand et n'importe où.

92

Aidez votre métabolisme à reprendre la forme grâce au massage

Une étude réalisée à l'Université de la Miami School of Medicine, et publiée dans l'*International Journal of Neuroscience* en 2005, a démontré que la massothérapie diminuait les niveaux de cortisol des personnes évaluées, de 33 % en moyenne. Le cortisol est associé à un accroissement de l'appétit et de dépôts de graisses dans la région abdominale.

Gérez votre poids en gérant votre stress

La meilleure raison de s'offrir un massage est sans doute pour réduire le stress, un facteur rattaché à presque toutes les maladies (▶ 83). Le cortisol, appelé «hormone de stress», est sécrété pendant les périodes de stress. Des niveaux élevés de cortisol ont été associés à un métabolisme ralenti,

comme le rapporte un article de 2002 dans la revue *Obesity Research*, et peuvent entraîner une prise de poids et autres problèmes métaboliques. Un taux élevé de cortisol pendant de longues périodes fait monter la glycémie et la tension artérielle.

Une étude de 2004 publiée dans la revue *Nutritional Neuroscience* laisse entendre qu'il existe un lien entre le cortisol et la leptine, une hormone protéique responsable de la régulation de l'appétit (▶ 48). Et le stress va souvent de pair avec la surconsommation de nourriture.

En plus d'aider à baisser le niveau de cortisol, le massage stimule aussi la sécrétion d'endorphines. Ces composés naturels de «bien-être» sont produits pendant un exercice vigoureux; une

étude de 1985 publiée dans la revue *Physiology & Behavior* a démontré que le système d'endorphines de votre corps pourrait être lié à l'obésité et aux troubles alimentaires.

Gardez vos muscles en santé par les massages

Après un entraînement, un massage peut aider les tissus musculaires à récupérer et à garder leur souplesse; des nutriments peuvent circuler plus efficacement entre les cellules sanguines et tissulaires, réduisant la quantité d'acide lactique qui s'y accumule après un entraînement, diminuant ainsi les courbatures. L'activité accrue des endorphines, générée par le massage, aide aussi à soulager les douleurs et les raideurs qui suivent l'exercice physique en agissant comme un analgésique naturel.

Différents types de massage peuvent stimuler le métabolisme. Le massage suédois détend les muscles et améliore la circulation par l'application d'une pression profonde. C'est l'une des meilleures formes de massage pour élever le taux métabolique. Les massages sportifs visent les muscles qui travaillent fort pendant l'entraînement, et peuvent procurer beaucoup de bienfaits aux athlètes. Dans les massages des tissus profonds, une pression forte et directe est utilisée pour soulager les endolorissements et les douleurs chroniques. Le drainage lymphatique est un massage spécialisé qui applique une pression près des ganglions lymphatiques pour accélérer l'élimination des toxines. La massothérapie neuromusculaire applique une pression sur des points de déclenchement pendant une période pouvant aller jusqu'à trente secondes à la fois pour augmenter la circulation sanguine et de l'oxygène vers les muscles, et soulager les tensions musculaires.

Les massages peuvent être coûteux, bien que certains régimes d'assurance-maladie en couvrent les coûts, surtout dans les cas de réadaptation à la suite d'une blessure. Songez à prendre des cours de massage avec un ami ou un compagnon et à vous donner réciproquement des massages.

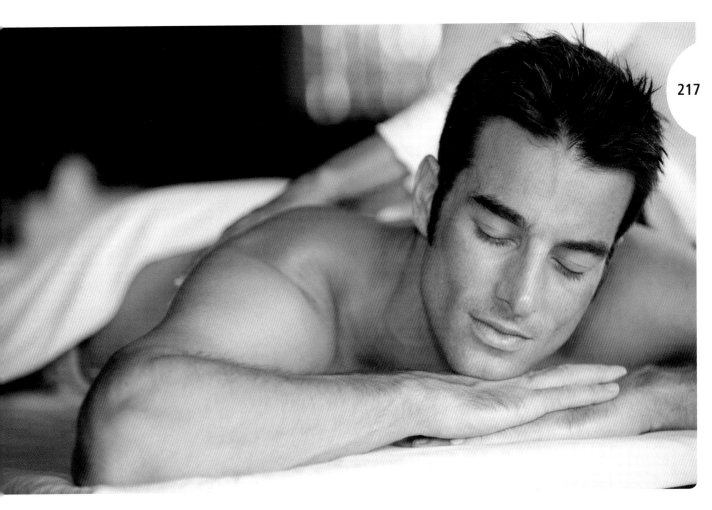

93

Améliorez votre capacité à l'entraînement avec le rolfing

Une étude de 1977 du département de kinésiologie de l'Université de la Californie à Los Angeles, a démontré qu'après leurs traitements de rolfing, les patients pouvaient bouger plus aisément, avaient plus d'énergie, étaient moins fatigués et affichaient un meilleur équilibre neuromusculaire.

Le rolfing améliore la fonction musculaire

Un article publié en 2005 dans *Medical Hypotheses* laisse entendre que les fascias, ou tissus conjonctifs, pouvaient raidir temporairement, comme les muscles le font lorsqu'ils se contractent. Ceci se produit en réaction à un traumatisme ou un stress corporel, alors que les tissus se resserrent afin de fournir plus de force et de protection aux os et aux organes. En manipulant et en étirant ces tissus, le rolfing peut améliorer à la fois l'agilité et la santé des muscles.

Élaboré dans les années 1940 et 1950 par le Dr Ida Rolf, le rolfing est un type de massage des tissus profonds, aussi connue sous le nom de *Rolfing Structural Integration*, qui tente de rééquilibrer et d'assurer l'intégration de l'ensemble du corps. Les thérapeutes massent les tissus mous (fascias) entre la peau et les muscles, les os, et les organes pour alléger les courbatures, les raideurs et autres types de douleurs. Le rolfing permet aux muscles de fonctionner plus efficacement ce qui équivaut à un meilleur métabolisme.

Une recherche menée à l'Université du Maryland et publiée dans *Physical Therapy* en 1988 démontrait que le rolfing aidait à alléger le stress et à améliorer la structure du corps ainsi que les fonctions neurologiques. Par conséquent, les patients disposaient d'une meilleure amplitude de mouvement, d'un meilleur maintien et de plus d'énergie.

Selon l'institut Rolf, plusieurs athlètes et équipes de sports professionnels et de médaillés olympiques se servent du rolfing pour rester compétitifs.

Contrôlez la douleur chronique grâce au rolfing

Selon une recherche publiée dans le *Journal of Orthopedic & Sports Physical Therapy* en 1997, le rolfing offrait des bienfaits aux patients qui souffraient de douleurs dorsales chroniques.

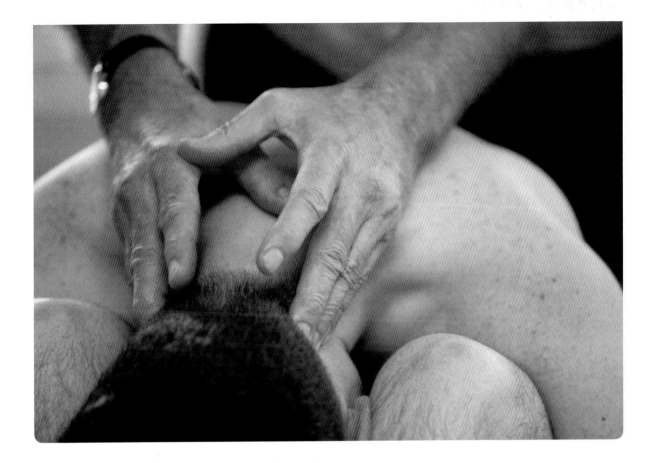

Le rolfing aide à redresser le dos – et tout le système structurel – afin d'alléger le stress physique et la douleur liée aux muscles, aux disques et aux nerfs. Lorsque leur douleur diminue, les patients peuvent entreprendre un programme d'exercice. Le rolfing implique habituellement une série de dix séances d'environ une heure chacune. Au fil des séances, le travail d'alignement des différentes parties du corps et de connexion des diverses couches de tissu se réalise, ainsi que le soulagement d'inconfort ou de dysfonctions précises; le résultat est cumulatif et durable.

Bien que le rolfing existe depuis plus d'un demi-siècle, il ne fait que commencer à gagner la faveur des cercles de la médecine allopathique. En 2007, une conférence a eu lieu à la Harvard Medical School, pendant laquelle des médecins et des chercheurs médicaux qui étudiaient les tissus conjonctifs ont échangé avec des praticiens qui avaient une expérience clinique du rolfing et

autres traitements par le massage des tissus conjonctifs. La conférence a retenu l'attention de plusieurs, et un compte rendu du déroulement de la conférence a été publié dans la revue Science en 2007. D'autres conférences sont prévues sur le sujet.

94

Ayez le cœur léger: le rire, un stimulant du métabolisme

Une étude de 2006 publiée dans l'*International Journal of Obesity* a démontré que rire pendant dix minutes par jour nécessitait environ 40 calories. En un an, c'est plus de 14 000 calories. Vous pouvez donc perdre 1,8 kg (4 lb) par année, tout simplement en riant! «L'un des freins les plus courants d'un métabolisme optimal est le fait d'être trop sérieux», affirme Robert K. Cooper, Ph. D., auteur de *Flip the Switch: Proven Strategies to Fuel Your Metabolism and Burn Fat 24 Hours a day*.

Riez pour maigrir!

D'un point de vue scientifique, le rire est une manifestation physiologique qui implique mouvement et son. Lorsque vous entendez ou voyez quelque chose de drôle, votre cerveau envoie des signaux à diverses autres parties du corps qui entraînent une contraction des muscles du visage et un relèvement du coin des lèvres. Le larynx se ferme en partie, forçant un mouvement respiratoire irrégulier. Si votre visage devient rouge parce que vous riez, c'est à cause du passage restreint de l'air à ce moment-là.

Votre tension artérielle monte quand vous riez. Vos fréquences cardiaques augmentent, et vous respirez plus vite: les mêmes réactions qui se produisent lorsque vous faites de l'exercice. Selon les Cancer Treatment Centers of America, le rire comporte plusieurs bienfaits lorsqu'il s'agit de stimuler votre métabolisme; il peut:

• réduire les hormones du stress;
• stimuler l'appareil circulatoire;
• améliorer l'apport en oxygène;
• déclencher la sécrétion d'endorphines (les analgésiques naturels);
• améliorer la digestion;
• baisser la pression sanguine.

Le rire diminue la douleur et le stress

Des études citées en 2003 dans *Alternatives Therapies in Health and Medicine* soulignent que le rire peut baisser le niveau de stress. Une étude de 1988 menée à l'école de médecine de l'Université Loma Linda du sud de la Californie a démontré que les personnes qui regardaient des vidéos drôles d'une heure, baissaient leur niveau de cortisol (▶83), dont les niveaux élevés étaient liés à un métabolisme plus lent et une prise de poids, comme le démontre un article de 2002 de la revue *Obesity Research*.

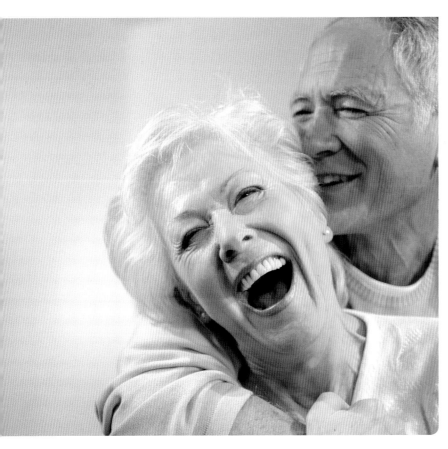

films humoristiques, il a constaté que dix minutes de rire diminuaient sa douleur suffisamment pour lui permettre de dormir au moins deux heures, le libérant des effets paralysant du stress causé par le manque de sommeil. Après s'être remis de sa maladie «terminale», il a contribué à la mise sur pied d'un département à l'école médicale de l'Université de la Californie à Los Angeles pour l'étude du lien entre la maladie et l'état d'esprit.

Certains hôpitaux et établissements hospitaliers offrent maintenant une «thérapie par le rire» comme outil de guérison. Passez du temps avec des gens qui vous font rire. Écoutez des émissions de télé ou de radio qui vous font rire. Lisez des bandes dessinées, regardez vos enfants faire leurs loufoqueries dans le parc, ou écoutez votre comédien préféré.

Bien sûr, rire ne remplace par l'exercice: il vous faudrait rire sans arrêt pendant environ trois heures pour remplacer 45 minutes d'exercice sur un appareil elliptique. Or, voyez le rire d'un autre angle: chaque bon rire que vous vous accordez procure une petite – mais très agréable – poussée à votre métabolisme.

Le rire est aussi un antidote de certains types de dépression. La dépression, comme le stress, détruit le métabolisme. Mais des recherches démontrent que l'un des problèmes courants des traitements de la dépression – les antidépresseurs – est aussi lié à des problèmes de métabolisme et de prise de poids. Une étude française citée dans le *Journal of Pharmacy and Pharmacology* en 2007 a révélé que les animaux à qui on avait administré des antidépresseurs affichaient une hausse marquée de leur glycémie six semaines après le début de la prise du médicament. De plus, une étude de 2005 du depart: ment de Psychiatrie et de Psychotherapie de l'Université Philipps de Marbourg, en Allemagne laisse entendre que certains médicaments psychotropes jouent peut-être un rôle dans les dysfonctions métaboliques.

L'un des adeptes les mieux connus des vertus du rire est Norman Cousins, auteur de *The Healing Heart* (1983) et *Anatomy of an Illness* (1979). Ancien rédacteur en chef du *Saturday Review*, Monsieur Cousins a employé le rire pour soulager la douleur paralysante de la forme d'arthrite dont il souffrait, la «spondylite ankylosante». Après avoir visionné des

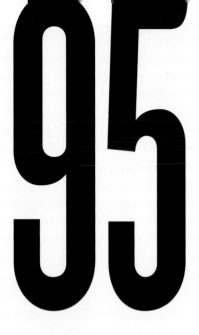

Surmontez les embûches avec l'hypnose

L'hypnose est un outil qui vous aide à surmonter les obstacles qui peuvent entraver vos progrès. Une bonne gestion du poids et de l'exercice sont la base de l'élévation de votre métabolisme. L'hypnose peut vous aider dans les deux cas.

Faire appel à l'hypnose pour perdre du poids

Des études multiples, analysées dans le *Journal of Consulting and Clinical Psychology* en 1996, ont comparé les résultats de gens qui avaient combiné l'hypnose et d'autres méthodes de réduction du poids à ceux de gens qui n'avaient pas inclus l'hypnose à leur programme. Ceux qui avaient fait appel à l'hypnose affichaient en moyenne une augmentation de perte de poids de 97 % pendant qu'ils suivaient le traitement,

et une amélioration de 146 % de leur poids après leur traitement.

Une étude moins récente de 60 femmes en surpoids, publiée dans la même revue mais en 1986, avait aussi démontré l'efficacité de l'hypnothérapie. Le groupe qui avait fait appel à l'hypnose avait perdu en moyenne 7,7 kg (17 lb), alors que ceux qui n'y avaient pas fait appel avaient perdu en moyenne 0,24 kg (½ lb).

Selon l'hypnose, l'esprit l'emporte sur la matière. Elle vous permet d'entraîner votre esprit, par le pouvoir de suggestion, à remplacer les comportements autodestructeurs par d'autres positifs. Certains chercheurs sont d'avis que l'hypnose active le cortex préfrontal du cerveau, centre

de l'attention et de la capacité de concentration. Parce que vous êtes dans un état extrêmement influençable pendant l'hypnose, vous pouvez facilement inscrire des idées et des directives dans votre subconscient. L'hypnothérapie peut aussi vous aider à soulager le stress, ce qui peut favoriser une augmentation de la perte de poids et améliorer l'efficacité du métabolisme (▶83).

L'hypnose moderne est un voyage vers un état de relaxation profonde. Une séance habituelle peut durer de 20 à 60 minutes. Parfois une seule séance suffit, mais bien des gens bénéficient d'une série de traitements. Bien que ce soit l'hypnotiseur qualifié qui vous guide, vous restez en contrôle de la situation. Vous décidez des problèmes que vous souhaitez aborder – perdre du poids ou cesser de mauvaises habitudes – et les objectifs que vous voulez atteindre.

Améliorer votre performance athlétique grâce à l'hypnose

L'hypnose n'a rien d'étrange ni d'angoissant. S'il vous arrive d'être dans la lune pendant que vous faites quelque chose, vous avez une idée de ce que signifie être en état d'hypnose. De nos jours, plusieurs athlètes l'utilisent tel que, par exemple, le psychologue sportif accrédité, Jack Singer, Ph. D., qui l'emploie pour aider plusieurs athlètes de tous niveaux à améliorer leur performance.

L'hypnose peut aussi être efficace si vous vous remettez d'une blessure qui a limité vos capacités. De nombreuses études démontrent que l'hypnose accélère la guérison. En 1999, par exemple, Carol Ginandes et Daniel Rosenthal de la Harvard Medical School ont étudié l'effet de l'hypnose auprès de patients souffrant d'une fracture aux chevilles. Les chercheurs ont constaté que les patients qui avaient été hypnotisés avaient guéri en six semaines, les autres, en huit semaines et demie.

Les recherches démontrent que même les systèmes corporels de toute apparence involontaires, comme la circulation sanguine et la fréquence cardiaque, peuvent être régulés par votre cerveau pendant l'hypnose. Des études effectuées par le Dr David Spiegel, un psychiatre de l'Université Stanford, ont démontré que l'hypnose peut réduire l'intensité de la douleur. Un article publié dans le *Journal of Pain and Symptom Management* en 1995 a rapporté que les patients souffraient moins grâce à l'effet analgésique de l'hypnose.

Bien que la plupart des gens puissent se soumettre à l'hypnose, certains sont plus réceptifs que d'autres à l'état de transe et, par conséquent, ont des chances d'obtenir des résultats plus satisfaisants. Assurez-vous de consulter un hypnotiste dûment qualifié.

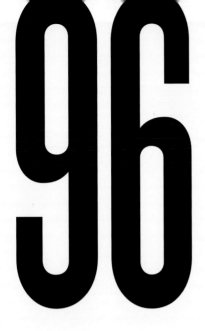

96

Renouvelez votre métabolisme avec la méditation

La plupart d'entre nous associent la méditation à la détente, et non à l'accélération du métabolisme. Cependant, la méditation peut stimuler grandement votre métabolisme en réduisant le niveau de stress (▶83). Dans notre société où tout va vite, nous sommes peu nombreux à inclure la méditation à notre horaire, même si 20 minutes seulement par jour pourraient influencer largement notre bien-être. Une étude menée au Massachusetts General Hospital, rapportée dans le magazine *Time* en 2006, a démontré que 40 minutes de méditation par jour augmentent votre «matière grise», surtout dans le cortex cérébral du cerveau.

La méditation réduit le stress

Une équipe de chercheurs de Chine et de l'Université de l'Oregon a mené une étude auprès d'étudiants d'université qui consistait à examiner l'effet de la méditation sur le stress. Pendant l'étude, rapportée dans un numéro de 2007 de *ScienceDaily*, un groupe avait reçu une formation en méditation; un groupe témoin avait appris d'autres formes de relaxation. Lorsque le stress était provoqué, les étudiants qui avaient médité sécrétaient moins de cortisol, et affichaient des degrés plus faibles d'anxiété, de dépression, de colère et de fatigue.

Dans le cadre d'une autre étude dirigée par le Dr Towia Libermann, des chercheurs du Benson-Henry Institute for Mind/Body Medicine du Massachusetts General Hospital (MGH) et de BIDMC ont étudié la façon dont la méditation pouvait influencer la réaction au stress. L'étude a révélé qu'elle entraînait des «changements physiologiques comme dans le métabolisme cellulaire». Ces changements, a expliqué le Dr Jeffery Dusek, co-auteur principal de l'étude, étaient à l'opposé des changements induits par un trouble de stress post-traumatique et «étaient beaucoup plus marqués chez ceux qui méditaient depuis longtemps».

La méditation et la fonction hormonale

Des études présentées dans un article de 1986 publié dans la revue *Psychosomatic Medicine* laissent entendre que la méditation et l'imagerie guidée peuvent améliorer les fonctions endocriniennes et aider à réguler le système nerveux central. Ceci peut protéger des effets potentiels des perturbateurs endocriniens (▶85).

La méditation abaisse aussi le niveau de cortisol, l'hormone du stress (▶83). Un niveau élevé de cortisol pendant des périodes prolongées augmente la glycémie, l'appétit, et la résistance à l'insuline, menant à une prise de poids et autres troubles du métabolisme. Bon nombre d'adeptes affirment qu'elle améliore aussi l'humeur, soulage la douleur chronique et aiguë, et facilite un sommeil réparateur – car le manque de sommeil peut perturber votre métabolisme et contribuer à la prise de poids (▶84).

Lorsque vous méditez, vos fréquences cérébrales passent de 13 à 30 hz (cycles par secondes) à 8 à 13 hz. La fréquence cardiaque et la respiration baissent aussi; votre cerveau augmente sa production d'endorphines, les protéines qui améliorent les sentiments positifs. Une étude effectuée au National Primate Research Center de l'Université Emory Yerkes à Atlanta, en Georgie, et publiée en 2008 dans ScienceDaily, a démontré que les sentiments d'infériorité ou la soumission et le stress chronique menaient à l'ingestion d'aliments riches en calories.

Les techniques de méditation

La technique de méditation la plus connue est la méditation transcendantale (MT). Elle implique la répétition d'un mantra (un mot, un son ou une phrase) pour centrer son attention; la relaxation progressive des muscles, implique la contraction et le relâchement des muscles, de façon systématique, de la tête aux pieds. La contemplation quant à elle vous permet d'axer votre attention sur une seule idée, un seul mot ou une question, en excluant le reste.

L'imagerie guidée emploie des images apaisantes pour amener votre esprit et votre corps à un état de relaxation. La visualisation créative implique la création d'une image mentale, qui représente de façon réaliste ou symbolique votre objectif. Par exemple, vous pourriez visualiser votre corps idéal ou une image d'un feu guérisseur qui brûle vos excès de graisses.

Dix minutes de méditation par jour peuvent fournir des effets notables; or, essayez d'augmenter jusqu'à au moins une demi-heure par jour. Si vous avez du mal à calmer votre esprit, ce qui est normal au début, essayez ceci:

- Réservez-vous du temps pour méditer chaque jour, au même moment. Votre esprit et votre corps réagiront à cette routine.
- Faites un peu d'exercice avant de méditer pour relâcher les tensions. Le yoga, ou le tai chi, est préférable au kick-boxing ou au jogging (▶10,11).
- Écoutez de la musique douce pendant que vous méditez.
- Humez des arômes apaisants, comme la lavande, pendant que vous méditez, pour déclencher le système limbique et favoriser la relaxation (▶98).

225

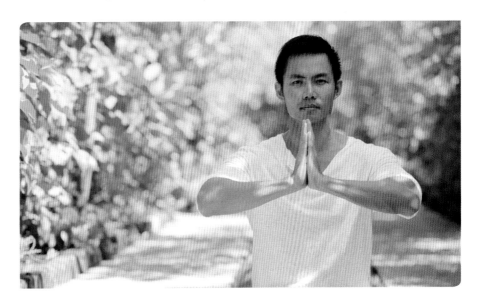

9 Ravivez votre métabolisme avec le soleil

Aux États-Unis, environ 10 % de la population de tous les États, et plus de 20 % de celle qui vit dans les zones au nord du pays – près de 35 millions de personnes –, souffrent de troubles affectifs saisonniers. Pendant les longs hivers, le manque de lumière peut mener à un sentiment de découragement et nuire à votre métabolisme. Votre énergie fléchit, votre niveau d'hormones chute. Vous manquez de motivation et succombez plus facilement à vos rages alimentaires.

Les rayons du soleil déclenchent la production d'hormones

Comme l'explique un article paru en 2004 dans le *New Life Journal*: «Le métabolisme est la combinaison de processus chimiques qui engendrent de l'énergie dans le corps, et qui sont régulés par le système endocrinien, surtout la thyroïde.» (▶ 85). Une étude de 2001 publiée dans le *Journal of Clinical Endocrinology & Metabolism* avait porté sur des habitants de l'Antarctique. Les chercheurs ont constaté que le niveau de l'hormone de la thyroïde chez les participants chutait pendant les longs hivers, froids et sombres, possiblement à cause de l'absence de soleil. L'hypothyroïdie (une thyroïde lente) est associée à une prise de poids, à la fatigue et à un métabolisme lent (▶ 53).

Un article publié en 2002 dans la revue *The Lancet* liait l'intensité lumineuse à la production de la sérotonine, un neurotransmetteur monoamine qui contrôle l'humeur et l'appétit, souvent responsable de la dépression, de l'anxiété, d'une mauvaise estime de soi, d'une vitalité faible, de troubles alimentaires et émotifs. Selon Robert K. Cooper, Ph. D., auteur d'un ouvrage sur le métabolisme intitulé *Flip the Switch*, «L'exposition à une lumière vive réduit la mélatonine et augmente la sérotonine; votre corps passe donc du mode sommeil au mode éveillé et, en retour, stimule votre fournaise métabolique.»

Le lien entre la vitamine D et le métabolisme

Une étude menée par le Naval Submarine Medical Research Lab, au Connecticut, a révélé que les marins en patrouille qui n'avaient pas vu le soleil pendant 69 jours présentaient une baisse de 42 % de leur niveau de vitamine D.

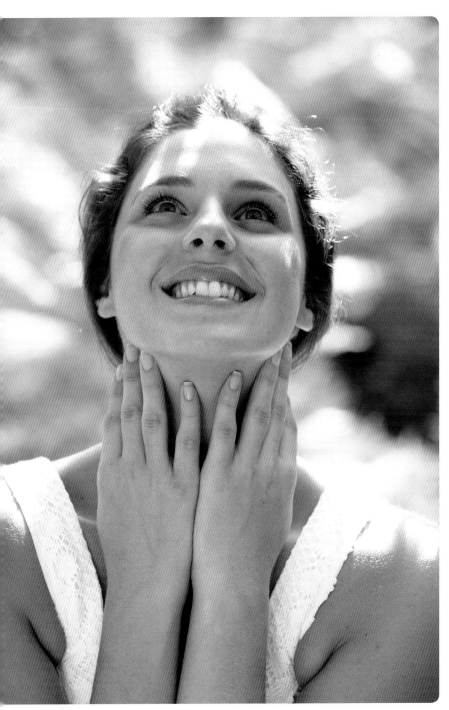

Un article de 2001 publié dans le *Journal of the Federation of American Societies for Experimental Biology* a démontré que le calcium avait aussi un effet protecteur contre la perte de masse musculaire maigre, un important stimulant du métabolisme. L'importance du calcium, de la vitamine D et de la lumière du soleil pour les personnes désireuses d'élever leur métabolisme a été réitérée dans une étude de 2007, publiée dans la revue européenne *Maturitas*, qui indiquait qu'un niveau adéquat de vitamine D pouvait favoriser la force musculaire.

La douleur musculaire peut aussi être causée par une carence en vitamine D. Comme elle n'est pas présente dans les aliments, la seule façon d'en obtenir est de prendre des suppléments (ou de consommer des aliments qui en sont enrichis), ou de passer du temps au soleil, sans écran solaire. Un article de 2008 dans la revue *Photochemistry and Photobiology* laisse entendre que s'exposer aux rayons du soleil de midi peut être bénéfique. De dix à quinze minutes suffisent habituellement; davantage pourrait mener à d'autres problèmes. Donc, si vous manquez d'entrain ou que vous avez le moral à plat, une bonne marche une journée ensoleillée pourrait réussir à revitaliser votre métabolisme et votre humeur.

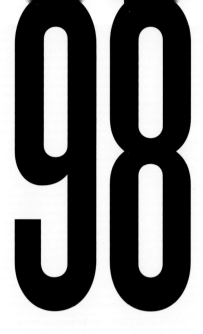

98

Pour minimiser le stress, la douleur et la prise de poids, essayez l'aromathérapie

Le stress peut bouleverser gravement votre métabolisme et vous faire rater vos objectifs alimentaires (▶ 83). Dans le cadre d'une étude sur l'aromathérapie du Columbia University Medical Center de la ville de New York, un groupe de personnes évaluées avaient humé de la vanille en période de stress. Résultat? Le groupe qui avait humé de la vanille avait une fréquence cardiaque et une tension artérielle plus stables que le groupe témoin.

Une douce façon de calmer le stress

Lorsque vous sentez un parfum, votre système limbique, l'une des parties les plus primitives du cerveau, est mis en action. Ce système est lié, entre autres, aux émotions. Les arômes influencent les fonctions cérébrales pour produire des réponses à la fois physiologiques et psychologiques.

«L'aromathérapie est efficace en ce sens qu'elle travaille directement sur l'amygdale, le centre des émotions du cerveau», explique le Dr Mehmet Oz, professeur de chirurgie au Columbia University Medical Center. «Les conséquences sont importantes car la partie "pensante" du cerveau ne peut inhiber les effets de l'odeur, ce qui signifie que vous les sentez instantanément.»

La lavande est souvent employée pour éliminer le stress et induire la détente. Une étude publiée dans un numéro de 1995 d'*American Health* a constaté que le fait de humer de l'huile essentielle de lavande augmentait l'activité des ondes alpha du cerveau, qui atteignaient jusqu'à 8 à 13 cycles par seconde, ce qui est similaire à un état de méditation. Inhaler de la lavande aide à mieux dormir, évitant ainsi le manque de sommeil qui peut bouleverser votre métabolisme (▶ 84). Une étude de 1992 publiée dans le *British Journal of Medical Psychology* a démontré que la lavande était un traitement efficace contre l'insomnie passagère.

Des infirmières du Florida Atlantic University's College of Nursing de Boca Raton, en Floride, qui avaient participé à l'étude sur le stress, publiée en 2009 dans *Holistic Nursing Practice*, utilisaient des huiles essentielles de lavande et de romarin dans des sachets pour éliminer le stress. Leur niveau d'anxiété et leurs pulsations cardiaques étaient plus faibles après avoir humé les huiles essentielles.

Reprenez un poids santé en utilisant votre nez

Comme le savent bon nombre de personnes préoccupées par leur poids, le stress peut mener à la boulimie de compensation et détruire un bon régime alimentaire. L'appétit et le sens de l'odorat sont intimement liés. Humer des arômes influence l'hypothalamus, une zone du cerveau qui vous envoie des signaux de faim et de satiété. Inhaler certaines huiles essentielles peut faire croire à votre cerveau que vous êtes rassasié, donc il ne vous en faut pas autant pour être repu.

Une étude menée par la Smell & Taste Treatment and Research Foundation à Chicago, à laquelle plus de trois mille personnes ont participé pendant six mois, a démontré que certaines odeurs peuvent vous aider à perdre du poids. Les personnes évaluées humaient des pommes vertes, des bananes et de la menthe poivrée chaque fois qu'elles avaient faim. Sans changer quoi que ce soit à leur alimentation ou à leur programme d'exercice, elles ont perdu 2,3 kg (5 lb) en moyenne par mois. Selon le Dr Alan Hirsch, directeur de la Smell & Taste Treatment and Research Foundation: «Plus les gens reniflaient les odeurs, plus ils perdaient de poids.»

Utiliser les huiles essentielles pour soulager la douleur

Selon le Dr Hirsch: «Nous avons constaté que l'odeur des pommes vertes réduisait l'intensité et la durée de la douleur des migraines, et pouvait avoir un effet similaire sur les douleurs articulaires.»

Une étude russe de 2007 auprès de sprinters de calibre supérieur a démontré que les huiles essentielles aromatiques avaient un effet favorable sur leur activité motrice. Le Dr Mehmet Oz du Columbia University Medical Center a constaté que ses patients opérés qui étaient frottés avec un mélange d'huiles de lavande, de camomille ou d'eucalyptus diluées se rétablissaient plus vite.

Les parfums synthétiques ne donnent pas le même effet que les huiles essentielles pures. Ces dernières sont extraites de sources végétales, habituellement par distillation, et comportent des propriétés médicinales des plantes desquelles elles sont dérivées. Vous pouvez en parfumer un mouchoir, ajouter l'arôme à l'eau de votre bain, ou, dans certains cas, masser votre peau avec l'huile (attention à l'irritation). Certaines huiles, comme la camomille et la menthe poivrée, peuvent être ingérées.

Quelques suggestions tout à fait «inspirantes»:

- Camomille: réduit l'anxiété et favorise la digestion.
- Jasmin: allège l'anxiété et la dépression.
- Lavande: aide à réduire la douleur, l'insomnie et le stress.
- Citron: stimule et favorise la vivacité d'esprit.
- Fleur d'oranger: soulage des symptômes du stress, de l'anxiété et l'insomnie.
- Menthe poivrée: soulage la douleur, favorise la digestion et la vivacité d'esprit.
- Ylang-ylang: allège l'anxiété, la dépression et le stress.

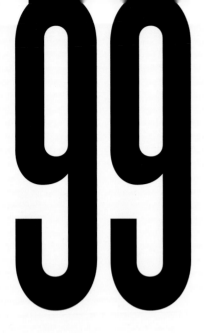

Apprenez à manipuler le stress et la douleur avec le reiki

Selon un article de la Natural Standard and Harvard Medical School diffusé en 2008, des scientifiques avaient constaté que le reiki aidait à éliminer le stress et la dépression, et pouvait soulager la douleur. Il aurait une incidence sur le système nerveux autonome et modifierait la fréquence cardiaque, la tension artérielle et la respiration.

Stress, anxiété et dépression: un trio malheureux pour votre métabolisme

L'anxiété, la dépression et la douleur sont souvent mises en lien (▶ 83). Une étude de 2008 menée à l'Université de Southern Maine s'est penchée sur les effets thérapeutiques du reiki sur les patients de plus de 60 ans qui souffraient de douleur, de dépression ou d'anxiété, ou des trois. Une fois

par semaine pendant huit semaines, des maîtres du reiki leur ont donné un traitement d'une demi-heure. Leur tension artérielle, leur pouls, leur niveau de douleur ont été mesurés. Bien que les conclusions finales soient en voie d'être compilées, les commentaires positifs des patients révèlent que le reiki les a énormément soulagés.

Le chirurgien cardiaque Mehmet Oz a travaillé avec la praticienne du reiki Julie Motz, auteure de *Hands of Life*, pour traiter des patients qui avaient subi une greffe de cœur et une chirurgie à cœur ouvert. Aucun des patients qui avaient été traités par le reiki n'avait souffert de la dépression postopératoire habituelle. Les patients qui avaient eu un pontage avaient éprouvé beaucoup moins de douleur postopératoire, tandis

qu'il n'y avait eu aucun rejet du nouvel organe chez les patients greffés.

Le reiki se pratique depuis des milliers d'années au Japon, en Chine, au Tibet et dans d'autres parties de l'Asie. Il implique le positionnement des mains dans un motif précis afin d'alléger le stress, contrôler la douleur, offrir de la détente. Un praticien du reiki peut soit placer ses mains directement sur votre corps ou les tenir à quelque distance de celui-ci. Une séance de reiki typique peut durer de trente minutes à plus d'une heure, bien que dix minutes puissent suffire.

Le Dr Mikao Usui, un moine bouddhiste, est à l'origine de la renaissance et du développement de la pratique au début du XXe siècle. De façon similaire aux autres thérapies asiatiques, comme l'acupuncture et l'acupression (▶ **89,90**), le reiki vise à rééquilibrer l'énergie vitale afin de corriger les perturbations, cause de maladies. Le Dr Philip Chan, un maître reiki de Columbus, en Georgie, définit le reiki comme étant «un système bioénergique de détente».

Le reiki peut soulager la douleur et vous remettre sur pied

Une étude menée auprès de 120 patients souffrant depuis plus d'un an et publiée en 1998 dans la revue *Subtle Energies and Energy Medicine* s'est penchée sur le reiki et d'autres formes de thérapie. Le reiki «s'est démarqué largement des autres traitements pour dix des douze variables» en fait de douleur, y compris l'indice de la douleur des patients.

En 1998, tout près de 900 patients ont reçu des traitements de reiki avant et après leur chirurgie, comme le rapporte un article du *Journal of Nursing Care Quality*. En raison de ces séances de reiki, les patients ont pu réduire leur prise d'analgésiques ainsi que leur temps passé à l'hôpital.

Selon un article de 2002 paru dans *Alternative Therapies in Health and Medicine*, plus d'un million d'adultes aux États-Unis ont reçu des traitements de reiki pour réduire leur stress, diminuer leur besoin d'analgésiques, pour des troubles du sommeil et de l'appétit, et pour se rétablir de blessures et de chirurgies.

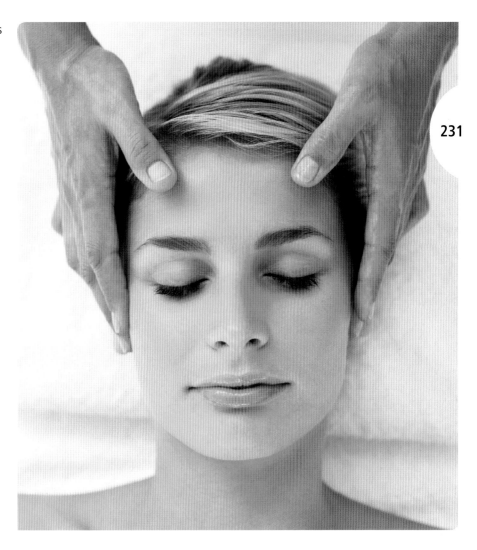

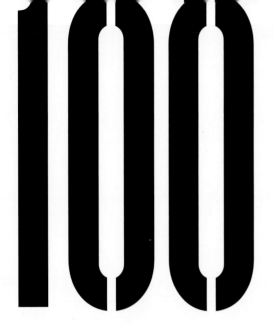

100

Rectifiez votre système par un ajustement chiropratique

Les douleurs dorsales (▶91) se classent au deuxième rang des problèmes neurologiques les plus courants aux États-Unis, selon le National Institute of Neurological Disorders and Stroke. L'alignement chiropratique est l'un des traitements les plus rapides, efficaces et moins coûteux. La grande majorité des essais cliniques effectués depuis 1980 ont permis de constater que la manipulation chiropratique a été plus efficace à soulager les douleurs dorsales aiguës et chroniques que tout autre type de traitement, selon des articles publiés en 2002 dans l'*Annual Review of Internal Medicine and Topics in Clinical Chiropractic.*

Le cou, les hanches, et les articulations douloureuses peuvent aussi bénéficier des manipulations chiropratiques.

Lorsque votre colonne vertébrale «bloque» ou que vos articulations ne fonctionnent pas normalement, vos muscles, tendons et ligaments ne peuvent fonctionner de manière optimale. Par conséquent, vous avez peut-être moins de force musculaire, d'amplitude de mouvements, d'endurance et êtes moins performant. Tous ces éléments mènent à un métabolisme ralenti.

La chiropratique vous aide à garder la forme et à récupérer rapidement

Dans le cadre d'une étude d'un an, publiée dans le *British Medical Journal* en 2003, 183 patients souffrant de douleurs cervicales avaient reçu trois différents types de traitement. Ceux qui avaient reçu un alignement chiropratique s'étaient rétablis beaucoup plus rapidement que ceux qui avaient pris des médicaments, fait de l'exercice ou suivi un autre traitement.

La manipulation chiropratique peut même éviter certaines chirurgies, épargnant ainsi le traumatisme et la convalescence rattachés à une opération. Pendant des audiences tenues en 1974 par un comité du Congrès quant aux chirurgies inutiles, le House Subcommittee on Oversight and Investigations a évalué que le nombre total de chirurgies du dos inutiles effectuées chaque année aux États-Unis frôlait 44 000.

Les manipulations chiropratiques peuvent aussi diminuer le stress qui accompagne la douleur. Une étude menée au New York Chiropractic College et publiée dans le *Journal of Manipulative and Physiological Therapeutics* en 2002 s'est penchée sur les niveaux de cortisol de patients qui avaient reçu un alignement chiropratique. On a constaté que le niveau de cortisol diminuait progressivement pendant 15, 30 et 60 minutes après un traitement.

Restez dans la course grâce à des soins chiropratiques

«De façon semblable à un bolide de course automobile, le corps humain doit être bien aligné pour donner le meilleur rendement», expliquent les Drs Tim McKay et Kent Jenkins, deux chiropraticiens de Calgary, Alberta. «En bénéficiant régulièrement de soins chiropratiques, le corps peut fonctionner à son maximum grâce à un alignement vertébral adéquat, qui aide à éliminer les facteurs biomécaniques et musculosquelettiques qui entraînent souvent des blessures.»

De nombreux athlètes professionnels et olympiques reçoivent régulièrement des ajustements chiropratiques afin de demeurer performants. Le boxeur Evander Holyfield, le golfeur Tiger Woods, et le joueur de football américain Joe Montana ne sont que quelques-uns des athlètes célèbres qui ont obtenu des soins chiropratiques pour améliorer leur performance et prévenir les blessures.

Selon un article publié en 2002 dans les *Annals of Internal Medicine*, l'application de soins chiropratiques aux États-Unis a triplé au cours des vingt dernières années.

La plupart des gens ne vont voir leur chiropraticien que lorsqu'ils ont mal et veulent un soulagement immédiat. Parfois, une seule séance peut permettre de corriger un problème. Les adeptes recommandent cependant des manipulations régulières pour garder vos systèmes squelettique et musculaire en bon état. Les athlètes de compétition, en particulier, et les gens qui s'entraînent vigoureusement peuvent bénéficier d'un programme continu d'ajustements chiropratiques.

233

Index

235

Chez le même éditeur

Cuisine santé

100 recettes pour un corps sain
100 recettes pour un esprit sain
120 recettes anti-âge
100 recettes anti-ménopause
100 recettes anti-migraines
Bien manger pour la vie
Boissons énergisantes et toniques
En finir avec les brûlures d'estomac
Les meilleures recettes au tofu
Les meilleures recettes pour votre coeur
Les meilleures recettes sans gluten
Les meilleures recettes avec des fibres
Les meilleures recettes pour diabétiques
Les meilleures recettes pendant une chimiothérapie ou une radiothérapie
Les meilleures recettes pour votre prostate
Les meilleurs desserts pour diabétiques
Oméga-3 : les meilleures recettes
Smoothies, jus onctueux, laits frappés et boissons gourmandes
Soja santé
Thés et tisanes

Forme et Santé

Ballon minceur
En finir avec le mal de dos
Le grand livre de l'entraînement physique
Mince en bougeant
Mince en mangeant
Mince pour la vie
Yoga minceur

239